完全図解版 牛乳のワナ

メディアでは報道されない
乳製品の黒い真実

船瀬俊介

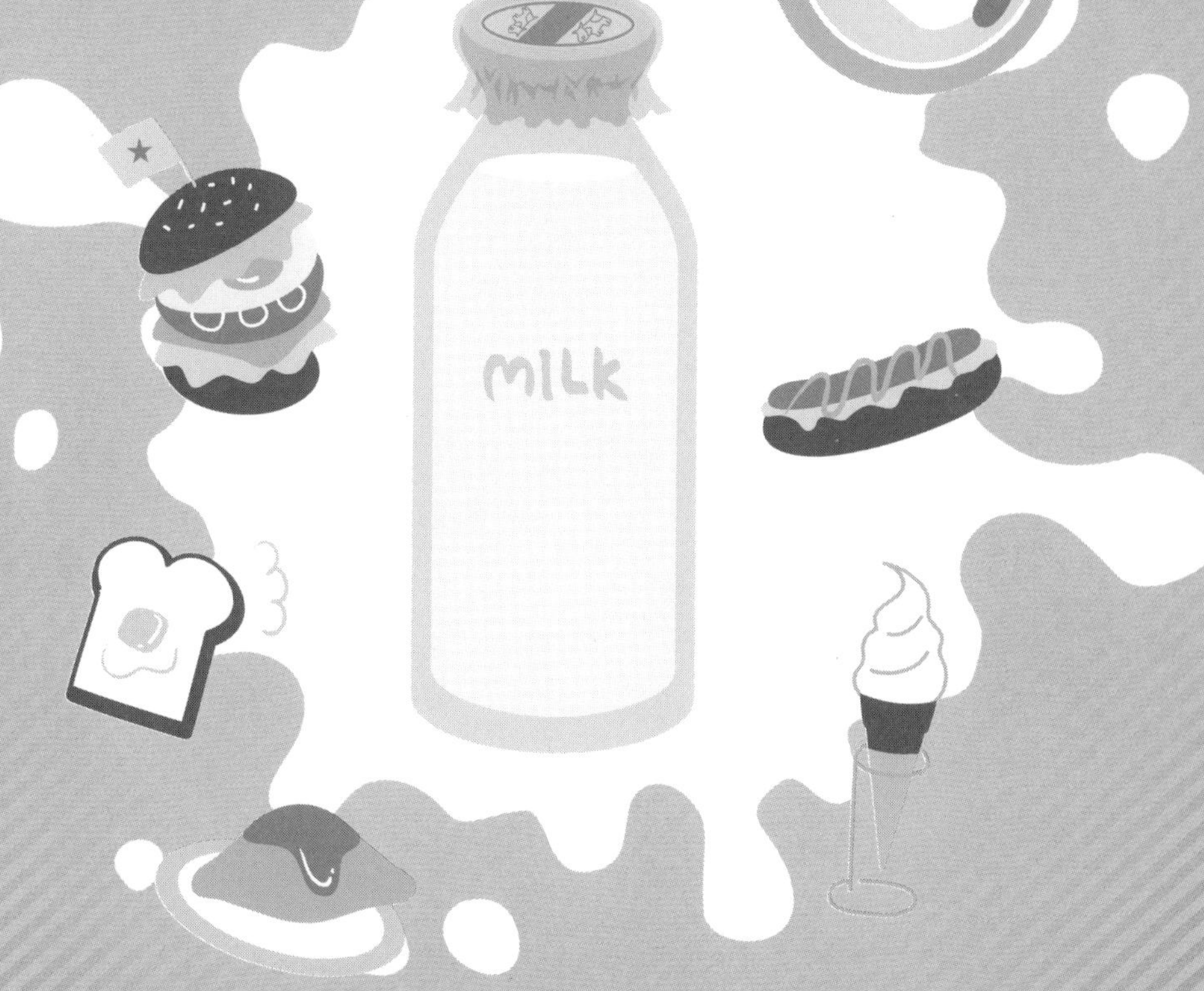

ビジネス社

スポック博士、粉ミルク育児に痛恨の懺悔（ざんげ）

「全世界5000万の母親に、謝罪する」

……しぼりだすような声。一人の老学者は頭を深々と垂れた。

その主はベンジャミン・スポック博士（1903〜1998）。その名はあまりに有名だ。

著書『スポック博士の育児書』は、1946年に発売されるや爆発的な人気を博した。世界42か国語に翻訳され、のべ5000万部に達したといわれている。「聖書に次ぐ発行部数」といわれる、戦後世界最大のベストセラーである。もちろん日本でも『スポック博士の育児書』（暮らしの手帖社）として刊行された。

その驚異のベストセラーの著者が、読者である世界5000万もの母親に、謝罪しているのである。

つまり、みずからの著作があやまりだったと詫びている。これは、ただごとではない。

いったい、なにが〝あやまり〟だったのか……？

それまで、世界の栄養学界では「牛乳は〝完全栄養〟」という「神話」が存在していた。スポック博士もこの神話の影響を受け、『スポック博士の育児書』でも粉ミルク育児を推奨していた。母乳育児の母親には、早期断乳と哺乳ビンへのきりかえを指導していたのだ。しかし……

「戦後の粉ミルク育児は、とんでもないまちがいですよ」

断言したのは真弓定夫医師（真弓小児科医院元院長）。「みーんな母乳で育てたら、だーれも儲からない。粉ミルクで育てればメーカーが儲かるでしょ」とニッコリ。

母乳と粉ミルクはまったくちがう。同じ哺乳類でも、母乳と牛乳では、たんぱく組成などが異なる。それなのに牛乳が推奨されたのは、このような、まさに、あっけない理由だったのである。

「子どもに肉や牛乳を与えるのはおかしい」

スポック博士を謝罪に追い込んだ決定的な人物がいる。

それが、久司道夫氏（１９２６～２０１４）。アメリカを拠点に自然食思想（マクロビオテック）を広めた功績で知られる。スポック博士は晩年に病気になり、久司氏に食事指導を求めて、完治した。

久司氏は、スポック博士に直談判に及んだ。

いぶかる博士に、彼は牛乳や肉がいかに体に有害かの証拠の山を突きつけた。

そのときの博士の動転は、いかばかりであっただろう。またその頃から、粉ミルク育児や牛乳神話を根底から否定する科学的な証拠（エビデンス）も世界中から次々と出始めていた。

「子どもも大人も、肉、乳製品を食べない食事こそベストです」

博士はみずからのあやまちを認めた。そしてベジタリアン（菜食主義）に転向した博士は「健康になるには、牛乳や肉は、必要ない」と公表した。

その反響はすさまじかった。育児書読者の父母たちからも数多くの猛抗議が寄せられた。

まさに、栄光の頂点から、悪評の奈落へ――。

それでも、博士は謝罪の道をえらんだ。老骨にムチ打って育児書を書きなおすことを決意した。その改訂は7回にも及んだ。

１９９８年の『スポック博士の育児書』第7版は、初版と一変していた。

「牛乳は子どものアレルギー原因となる」「2歳になれば乳製品は必要ない。植物食のみ食べさせなさい」

この改訂版を出版した直後、カリフォルニア州サンディエゴの自宅で94歳の生涯を閉じた。

――以上が『スポック博士の育児書』をめぐる顚末だ。

しかし、この衝撃事実を知る人は、いまだ……ほんのひと握りにすぎない。

本書では、牛乳や乳製品がどんな症状・病気を引き起こすのか、おのおの図解を入れて具体的に解説していく。

第4章 牛乳飲むほど骨が折れ、血管詰まり、あの世いき
――骨折、心筋梗塞・脳梗塞の犯人は牛乳だ

第5章 さらば肉、牛乳！ 難病、奇病もみごとに治る
――難病を大量生産、荒稼ぎ〝悪魔のマッチポンプ〟

第6章 自閉症、うつ、犯罪、心の病の隠れた原因
――まずは菜食をはじめてみよう

本書は2019年4月に小社より刊行された『牛乳のワナ』の図解版です。

第1章

「牛乳神話」大崩壊……〝完全栄養〟はウソだった

――飲むほど、ガン、アトピー、骨折、そして早死にする

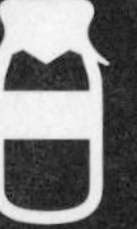

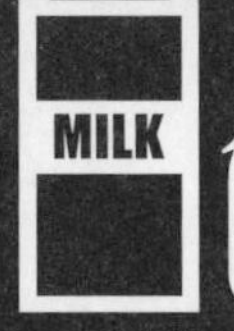

牛乳神話の始まり

最初に、牛乳と母乳の栄養価のちがいを見ていただきたい。**図1**は、牛乳と母乳のカロリー、脂肪、炭水化物、たんぱく質、カルシウム、ミネラル、ビタミン類など25種類の栄養成分を比較したものだ。各成分を、母乳を1として比較している。一目見て母乳と牛乳は、まったく成分が異なることが、はっきりとわかる。

とくにきわだつのが、たんぱく質3倍、リン4倍、そしてカリウム7倍、カルシウムはさらに8倍と、突出している。そのうえナトリウム、銅、ナイアシン（ビタミンB3）、葉酸、鉄、亜鉛も、母乳と比べて牛乳のほうが多い。

昔の栄養学者たちは、この比較をみて**「牛乳はおどろくほど栄養価が高い！」**と目を輝かせた。ここから「牛乳は完全栄養」という〝神話〟が生まれた。

プロローグで述べたスポック博士もこの牛乳神話の影響を受けた1人だ。博士は、著書『スポック博士の育児書』で牛乳を絶賛した。1966年に日本で暮らしの手帖社から出た翻訳本『最新版・スポック博士の育児書』（原著第6版）には、このように書かれている。

「……牛乳には人間の体に要るほとんど全部の成分が含まれている。さらに牛乳にはカルシウムがたっぷりと含まれている。そのため1～2歳のよちよち歩きの赤ちゃんに最大560mℓ、それ以上の幼児には950mℓの牛乳を飲ませるとよい」（要約）。

このスポック博士の育児書は世界42か国語に翻訳され、5000万部の聖書に次ぐ超ベストセラーになった。

そうして牛乳は「赤ん坊の命を支えている」「骨粗しょう症を予防する」「きびしい肉体労働をする労働者に必要なたんぱく質が多く含まれている」など、健康によい自然食品だということが世界に周知されるようになったのだ。

……しかしスポック博士は、1998年第7版から、牛乳に対する考えを、まったく180度変えた。

改訂版では次のように述べている。

「1歳未満の子どもは母乳で育て、離乳期をすぎたらミルクを飲むな」

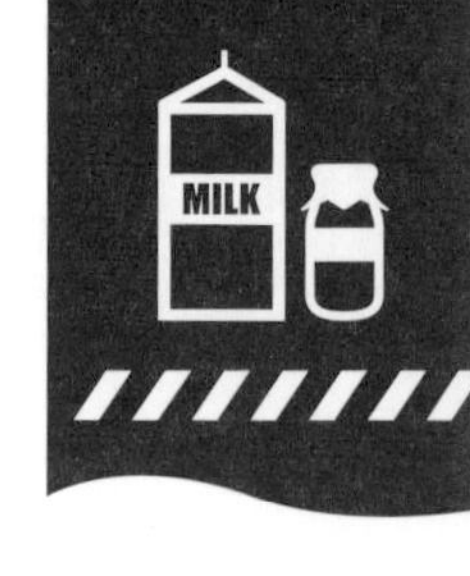

母乳と牛乳の成分はまったく違う！

図1 牛乳と母乳の栄養価の違い

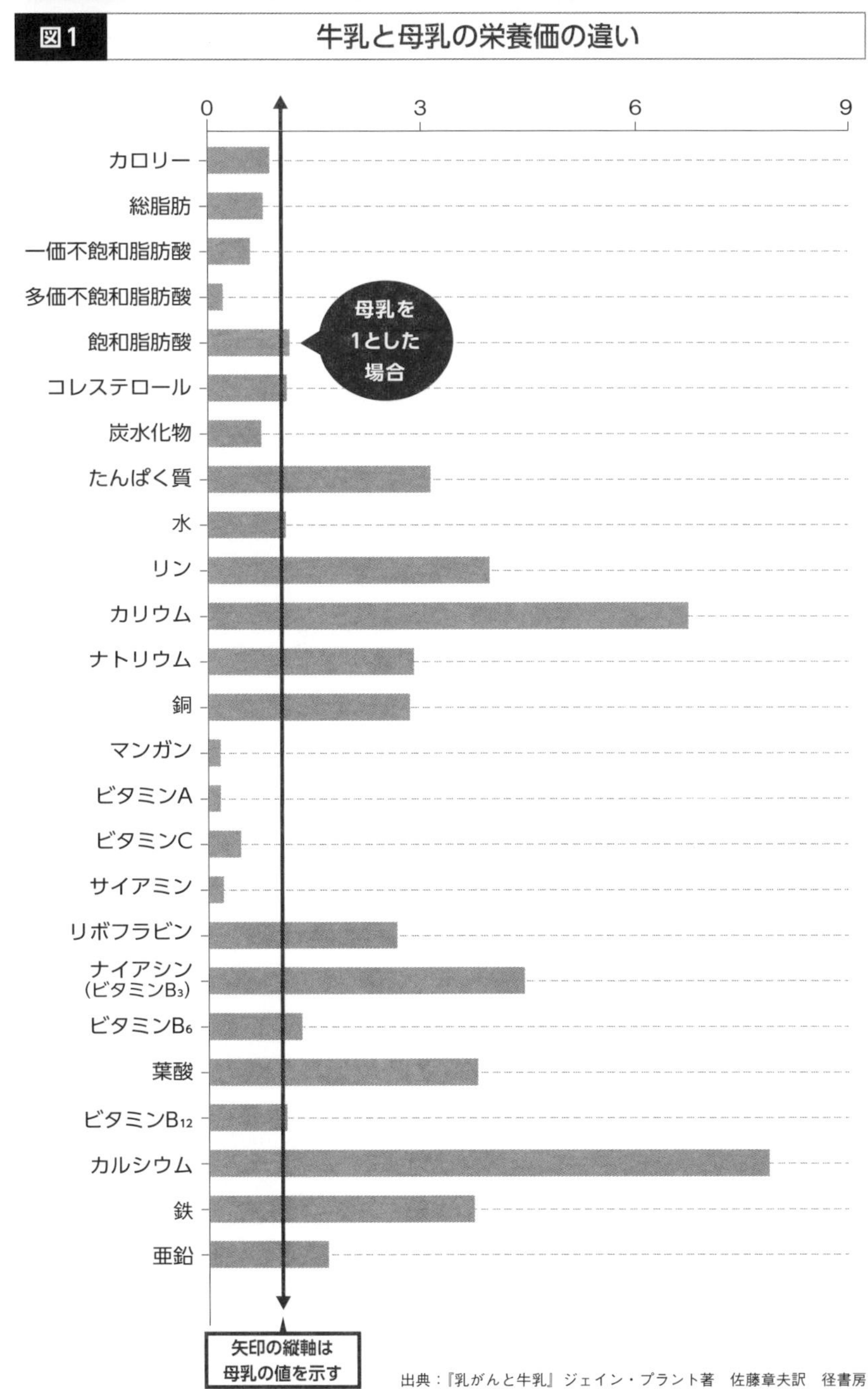

出典：『乳がんと牛乳』ジェイン・プラント著　佐藤章夫訳　径書房

人が牛乳を飲むのは致命的あやまち

牛乳は、なぜ体によくないのだろうか？

ズバリ、その答えを一言でいえば、人の乳でなく牛の乳だからだ（**図2**）。

母乳と牛乳は、みかけは白色で同じだ。しかし、前項の**図1**で紹介したように、成分はまったく異なる。牛乳は母乳に比べて栄養価が高いことが評価されていたが、それは見当違いだった。

人間にとっては栄養価が高すぎて、体に悪影響を与える恐れがあるのだ。

『乳がんと牛乳』の著者であるジェイン・プラント博士が、次のように解説している。

「……牛乳は、子ウシ以外の動物が飲むようにつくられていない。牛乳は、体重が1日に1kgも増えて急速に成長する子ウシにとって〝完璧〟な成分と量が入った飲み物なのだ。

しかし、人間の子どもが牛乳のような高たんぱく飲料を飲んだら、未熟な腎臓に大きな負担を与えてしまう」

「……本来、離乳期を過ぎた哺乳動物はミルクを必要としない。それなのに**人間は、離乳期後にもミルクを飲みつづける唯一の〝動物〟**である。成長の止まった成人が、このような成長促進物質を含む牛乳を飲んだらどうなるのか？　想像に難くない」（同博士）

また、戦後もっとも早い時期から粉ミルク育児さらに牛乳批判を展開してきた研究者がいる。真弓定夫医師だ。かれも、人が牛乳を飲むことの不自然さを断罪する。

「……地球には、母親の乳で育つ哺乳動物が約4000種類います。そしてこのなかで、**他の動物のお乳をわが子にあたえている動物は人間しかいない**。これは、とても不自然なことです。カバの赤ちゃんをネズミのお母さんのお乳で育てたら、どうでしょう。それを同じことを人間はしているのです」（『牛乳はモー毒？』美健ガイド社要約）

異なった動物種の乳を飲むと、ほんらい、とってはいけない異種たんぱく、異種成分が口から入ってくる。

そのため、赤ん坊の体内はパニック状態になる。アレルギーなどの拒絶反応が起こって当然である。

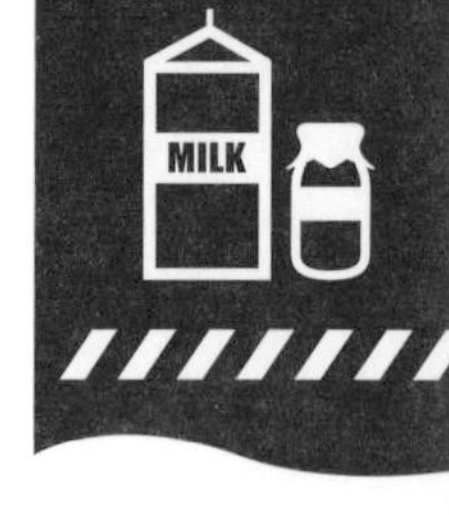

牛乳は牛の白い血液

図2 冷静に考えると、人が牛の母乳を飲むのは不自然？

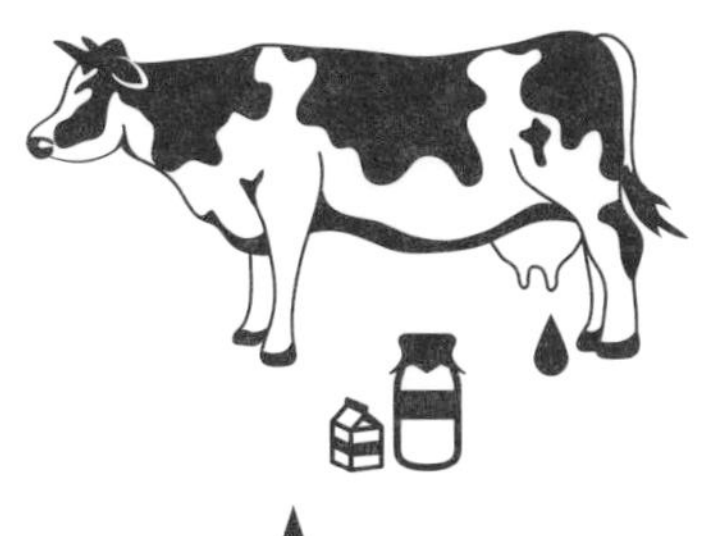

牛の母乳は、牛の赤ちゃんに
適した栄養素で構成されている。
人間の赤ちゃんにとっては
栄養過多で適さない！

哺乳類の赤ちゃんが母親の乳を
飲むのは自然。
けれど他の動物の母乳をわが子に
与えているのは人間しかいない。

母乳は“白い血液”
乳房に行った血液が母乳になる。
人間同士の血液を交換すると血
液型が違えば異常が生じるのに、
他の動物の血液をとり入れている
ことは、不自然なこと。

離乳期を過ぎた哺乳動物は、母乳
を必要としなくなるもの。
けれど人間は、離乳期のあとも、
成人になっても牛の乳を飲み続け
ている！

こんなにもある！ 乳製品

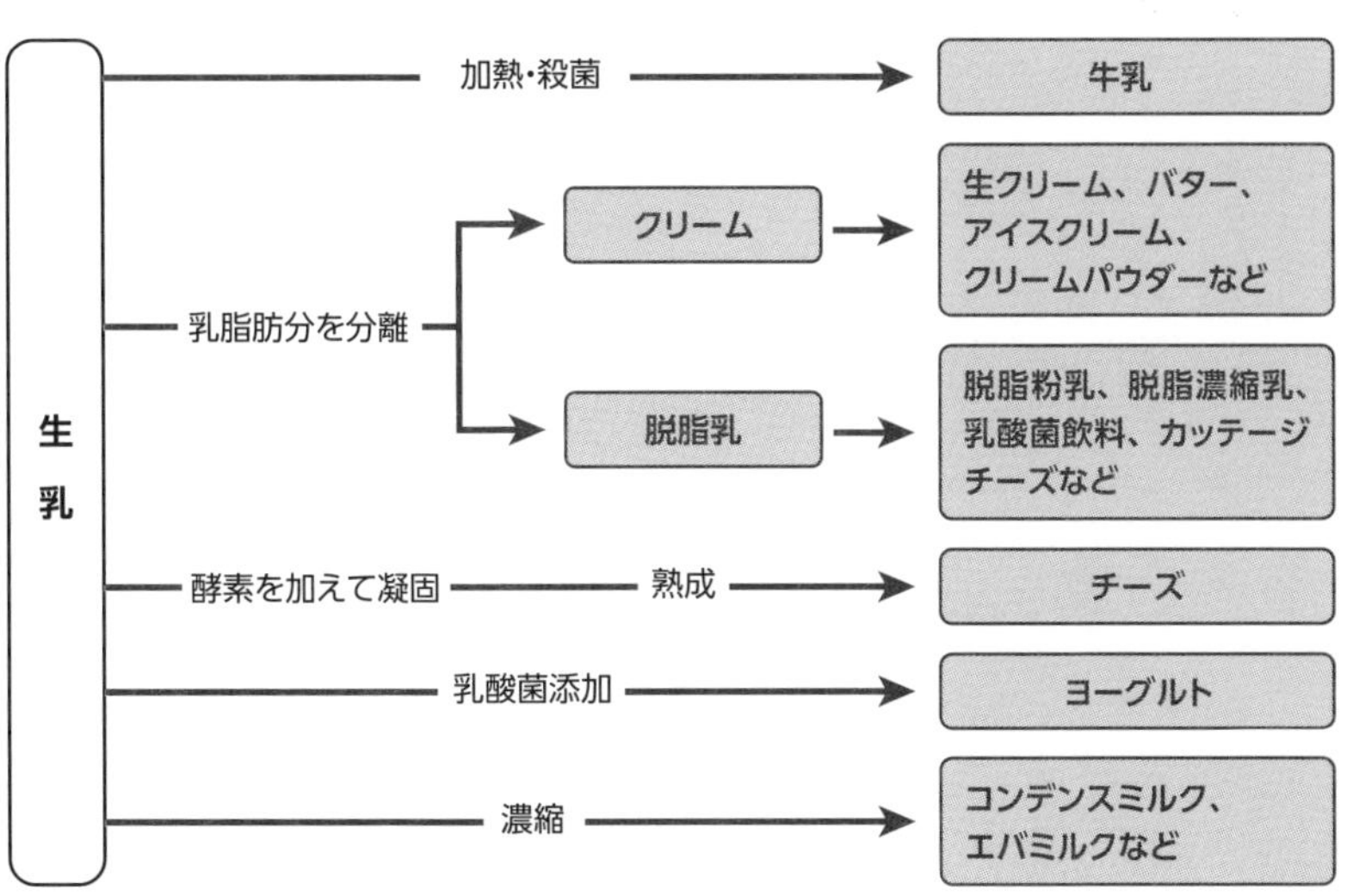

一般的な育児用ミルクの主な原料は牛乳！

アメリカは、とっくに母乳育児

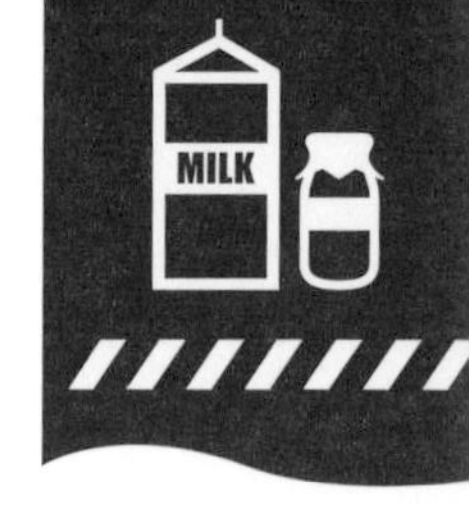

西原克成医師（西原研究所所長）も、『スポック博士の育児書』を断罪する。

「……わが国の伝統的な赤ちゃんの子育て法が激変したのは、スポック博士の育児法による早期離乳食の開始と、早期断乳（1歳）をすすめた1980年。『母子健康手帳』が改訂されたときからです」

「この年には、アメリカで2年前に発生した『乳児ボツリヌス菌症』事件の調査結果が出て、『スポック育児法』が米国内で全面否定され、2歳すぎまで母乳中心にきりかえられ、WHO（世界保健機関）もこれにならいました」（『病気知らずの子育て』改訂版）

なんと**1980年には、すでにスポック博士も謝罪していて、アメリカもWHOもスポック育児を全否定していた！**

しかし日本の版元「暮しの手帖社」は、この事実を読者にいっさい伝えていない。さらに英語版は改訂されて2004年には第8版が発行されているが、日本語版の最新版は第6版に拠っているから、このスポック博士の考えを伝えていないのだ（図3）。第6版を翻訳した日本語版は、原書の最新版とは、似て非なるものだ。

また西原医師は日本だけ〝カヤの外〟の現状をなげいている。**米国ではとっくにスポック育児に見切りをつけ、伝統の母乳育児に回帰しているという。**

「……わが国の子育ては、1980年以来米国で完全否定されたスポック育児法が今日にいたるまで続けられております。米国では、とうの昔に『シアーズ博士夫妻のベビーブック』（主婦の友社）に変わっていることすら、日本の小児科医は知りません。日本だけが約40年間も本家本元が排除した育児法をかたくなに守っていて、赤ちゃんの病気が絶えません」

シアーズ博士は、みずからも8人の子育てを経験した現役の小児科医である。何千人もの赤ちゃんを診てきた体験から、母乳育児を積極的にすすめている。つまりは、赤ちゃんをお母さんが抱きしめる昔ながらの子育て法だ。

ここにおいて人工栄養を世界中の母親に押しつけたスポック博士は、完敗したのだ。

スポック博士が７回改訂した育児書

図3 「子どもに牛乳を１日950mℓ飲ませなさい」
➡「子どもは母乳で育てなさい」

1946年
『スポック博士の育児書』
第1版 発 売

世界的大ベストセラーに！

累計5000万部発行

1967年 日本語訳
『スポック博士の育児書』
（原著第6版）（暮しの手帖社）
発 売

「牛乳には、人間の体に要る、ほとんど全部の成分が含まれています。（中略）ほかの食べものから、こういった大切な栄養をとることができますが、カルシウムだけ例外です。

　牛乳は、カルシウムをたっぷり含んでいる唯一の食べものなのです。だからよちよち歩きの子（著者注：1～2歳）には、1日に450～560mℓ、もっと大きな子には、700～950mℓの牛乳を与えなければいけないのです」

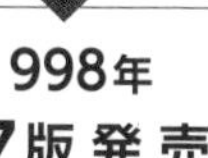

1998年
第7版 発 売
（発売後、死去）

牛乳に対する考え方が一転

「自然界には、離乳期をすぎてミルクを飲む動物はいません。人間も同じです。

　離乳期をすぎたらミルクを飲まないことが正常なのです。（中略）必要なたんぱく質を植物からとったほうが、子どものカルシウム・バランスはよくなります。

　１歳未満の子どもは、母乳で育てるのが自然です。離乳期をすぎたら、植物性の食品（プラントフード）を食べさせなさい」

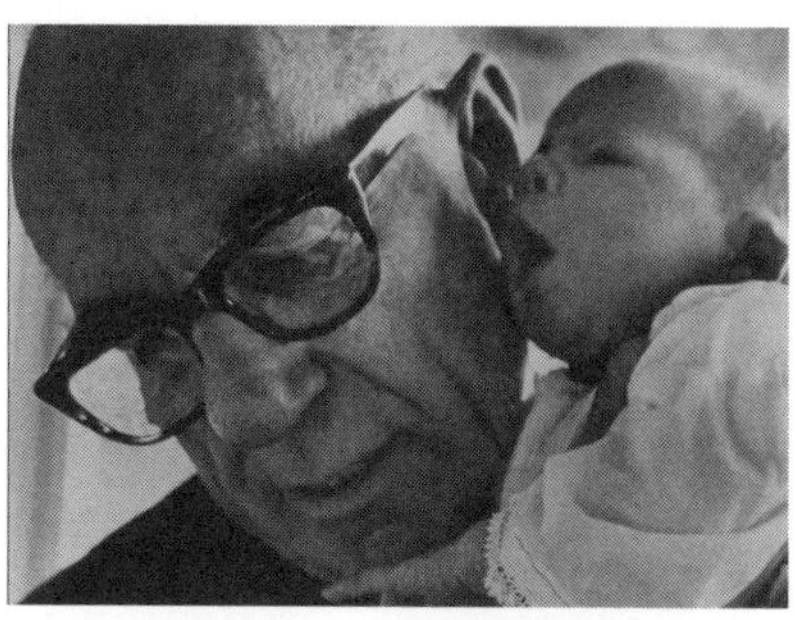

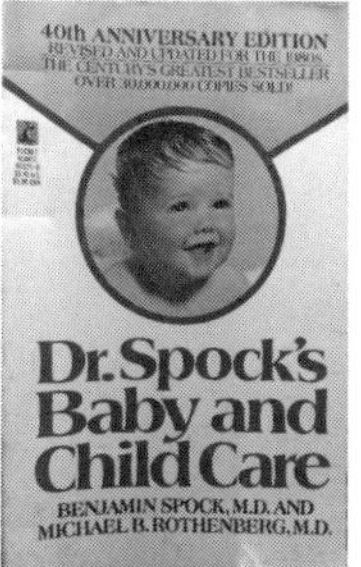

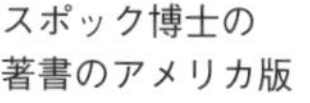
スポック博士の
著書のアメリカ版

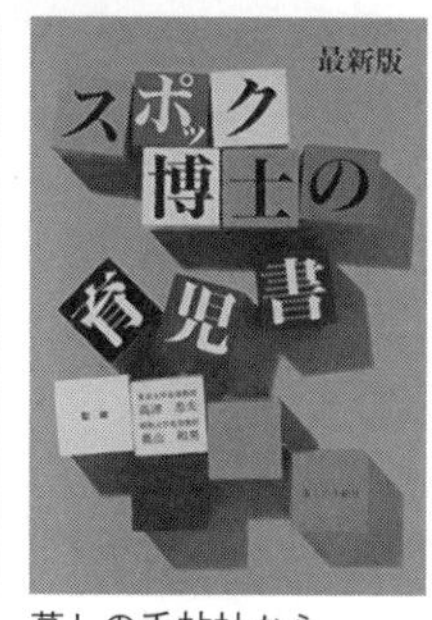

暮しの手帖社から
出版されている書籍

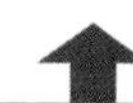

英語版は改訂されて第8版まで発行されている。ところがなぜか日本語版の最新版は第6版のまま！
スポック博士が伝えたかったことが日本では浸透していない！

海外ではすでに
母乳育児が
推奨されている！

牛乳には強い発ガン性があった!?

牛乳神話を覆す、衝撃の事実をさらにお伝えしよう。

まず、牛乳で良しとされているのは「カルシウム」だ。スポック博士も初版で「牛乳はカルシウムが豊かだ!」と絶賛していた。そのため長い期間、医者は少年少女たちがたっぷりカルシウムをとらないと、年をとってから骨がもろくなると警告してきた。

じっさい、厚労省の日本人の食事摂取基準では、成人1人1日当たりの推奨量を男性で700㎎から800㎎、女性で650㎎と設定している(2020年版)(**図4**)。

アメリカ科学アカデミーでは「カルシウムは1～3歳の子どもは500㎎、4～8歳は800㎎、9～18歳は1300㎎必要」だと指導していた。しかし最近の研究では「こんなに大量のカルシウムは子どもに不必要」といっている。12～20歳の女性を対象にした研究では、**1日500㎎のカルシウムをとっても骨密度が増えなかった**という結果も出ている。骨をじょうぶにするのは、カルシウムではなく運動だった。

さらに、**「牛乳には発ガン性がある」**。

こう断言するのは、米コーネル大学、コリン・キャンベル博士(栄養学)だ。「ガン増殖を強力に進める物質がある。それが『カゼイン』だ。それは、牛乳たんぱく質の87%を占める。カゼインはガン形成、増殖などの過程でも作用していた」。

図5をみていただきたい。日本の自然医学の大家、森下敬一博士(国際自然医学会、会長)が発表したものだ。各食品の発ガン危険度を比較している。

「緑黄色野菜」を1とすると、「牛乳」の発ガン危険度は3・29倍。「肉類」4・68倍に迫っている。

米国男性は日本の約7倍も前立腺ガンにかかる。それはやはり日本の何倍もの肉を食べ、牛乳を飲み、チーズを食べているからだ。そして最近日本人の前立腺ガンが急増しているのは、日本人もアメリカ食の影響を受けてきたということだ。

一般の日本人が牛乳を飲み、乳製品を食べるようになったのは第二次世界大戦後のことである。

図4　カルシウム１日平均摂取量

国別

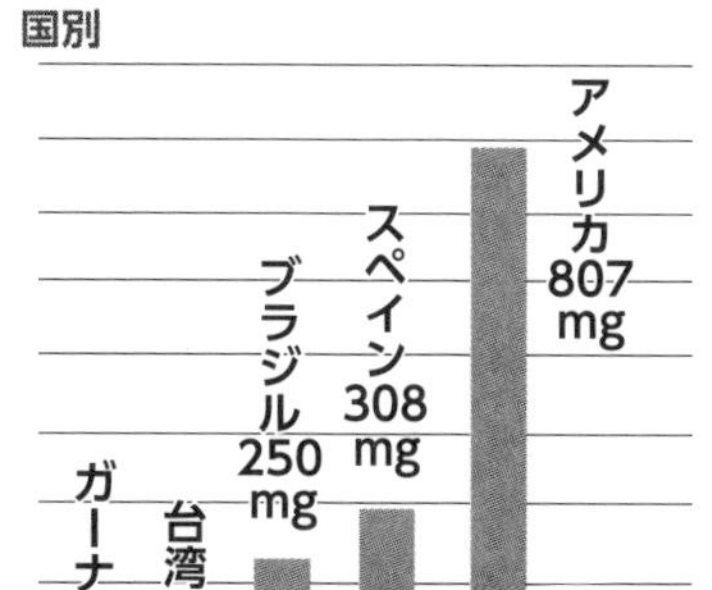

出典『牛乳はも〜いらない!!』真弓定夫
美健ガイド社　2012年

カルシウムの一日平均摂取量を国際比較してみると、左図のように国ごとに大きな開きがある。

驚くべきことは、じつはアフリカやアメリカの黒人は、ほとんどの白人にくらべてカルシウムの摂取量ははるかに少ないのに、骨粗しょう症の発症率は低く、かえって骨密度は高いくらいだということだ。

そうなると、政府の勧める「カルシウム摂取量」もかなり怪しい。背後の業界が、政府に言わせているように思えてくる……。

日本のカルシウムの食事摂取基準　推奨量（mg/日）8歳以上

年齢	8～9歳	10～11歳	12～14歳	15～17歳	18～29歳	30～49歳	50～64歳	64～74歳	75歳以上
男性（mg／日）	645	708	991	804	789	738	737	769	720
女性（mg／日）	750	732	812	673	661	660	667	652	620

引用：厚生労働省「日本の食事摂取基準（2020年版）」

図5　冷蔵庫に貼っておこう「発ガン食」一覧

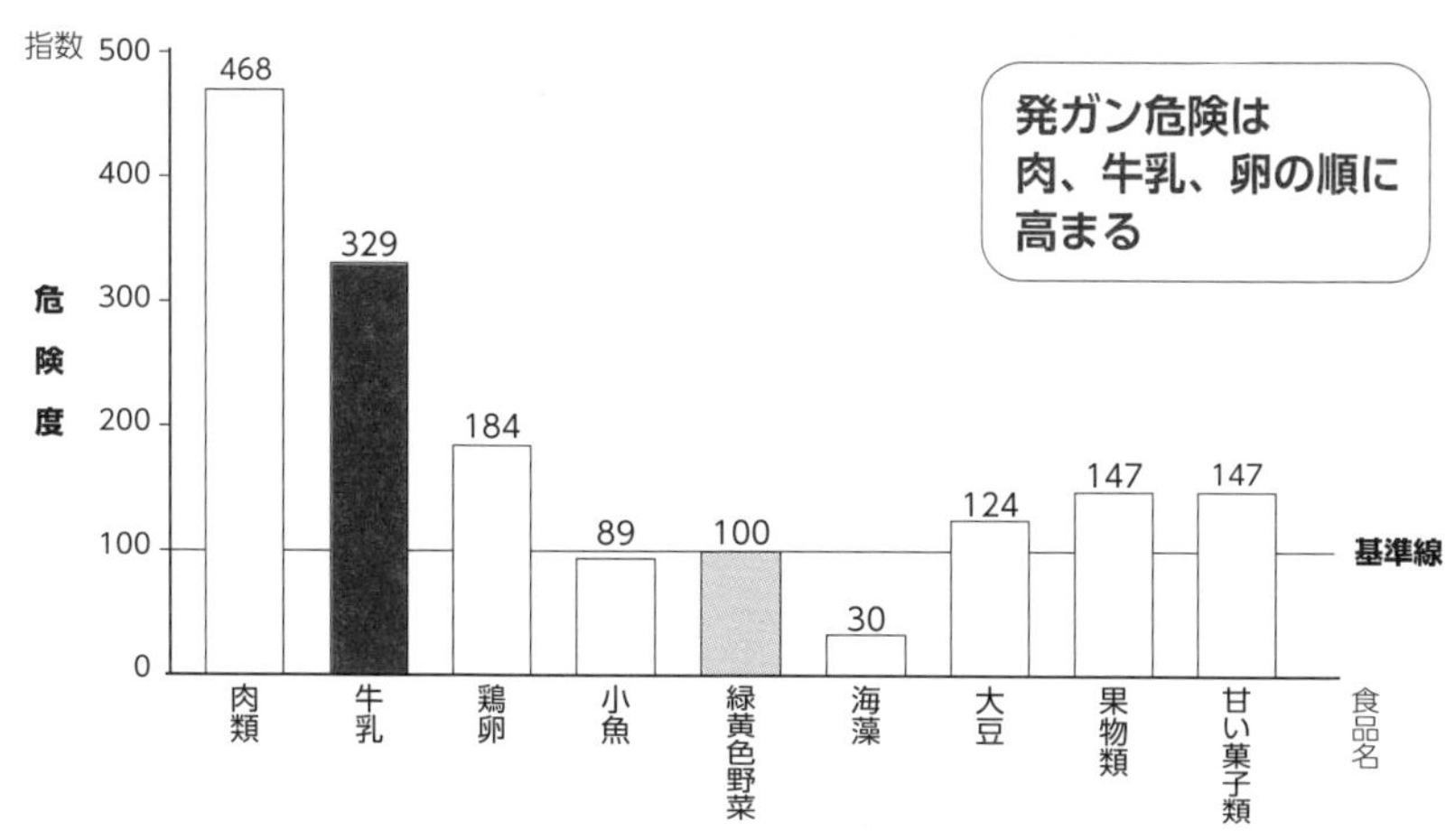

闇の勢力に握りつぶされた2つの栄養報告

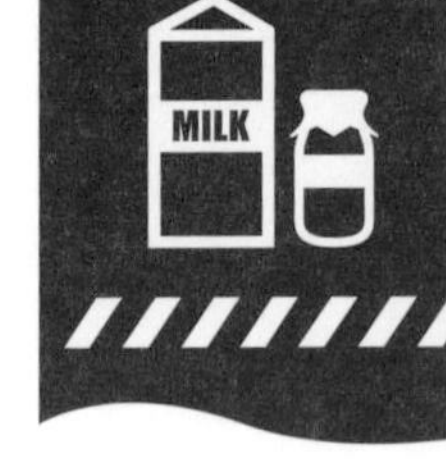

牛乳神話を覆す書籍やエビデンスが、数多く世の中に出てくるようになった。しかし、**テレビではこれらの事実を報道しない**。これには理由がある。

テレビのスポンサーをみてほしい。スポンサーには、明治、森永乳業、雪印メグミルク、ハーゲンダッツ、ネスレなど、乳製品メーカーがズラリと並ぶ。これら乳業会社にとっては牛乳のマイナス情報は〝不都合な真実〟だ。民放は、これら大企業スポンサーによる広告料があるから番組制作ができている。スポンサーがお金を出してくれなかったら倒産に追い込まれる。だからスポンサーが迷惑するような牛乳批判の情報は出せない。同じことは、ラジオや新聞、雑誌にもいえる。

また、政府自民党のスポンサーも大企業だ。だからマスコミと同じことがいえる。政治献金をなくさないためにも、政府は「牛乳は完全栄養」「肉を食べなさい」などと生徒に教えてきた。知らぬは正直な国民ばかりだということである。

また、この裏にはもっと大きな組織がある。危険な牛乳を人類に「完全栄養」とだまして、毎日大量に飲む習慣を植え付ける。そして人類はあらゆる病気におかされる。すると今度は医療利権の出番だ。医療で荒稼ぎができる。まさに「牛乳」と「医療」のマッチポンプ。これこそ悪魔的な陰謀だ。前項で紹介したコリン・キャンベル博士は、「**この病巣はガンより根深い**」という。

博士は中国との「食事と健康」の合同研究『チャイナ・スタディー』を指揮した。しかし、その膨大な研究成果を出版しようとしたとき、出版妨害を受けた。なぜか。

それはプロジェクトの到達した結論が〝不都合な真実〟だったからだ。例えば「動物性たんぱく質が史上最悪の発ガン物質」という事実。肉類、牛乳、乳製品が不健康のもとだと発表されると困るアメリカ側が出版を阻止したのだ。一時は「疫学研究のグランプリ」とまで絶賛したメディアも沈黙した。

これは1977年のマクガバン報告と同じだ。

同報告は圧殺され、指揮をとったマクガバン上院議員はアンチ・キャンペーンにさらされた（**図6**）。

図6 業界・政界・医学会・マスメディアの大罪

食べる量を半減すれば売り上げも半減する。

病人が激減すれば医療利権も激減する。

史上空前の2つの栄養調査報告は、"不都合な真実"だとして黙殺された。

マクガバン報告

1977年 アメリカ上院栄養問題特別委員会より発表
2年間の調査年月／3000人の医者・科学者・栄養学者の協力／5000ページの報告書

レポートの主な内容

アメリカ人に多い心臓病、ガン、糖尿病、高血圧、脳卒中、肥満、さらに精神病も誤った食事が原因である。われわれは、即刻、食事の内容を改めなければならない。

アメリカは20世紀初めの食生活に戻れ！

要するに、食べる量を半減させて
五高食を五低食に切り替えれば

五高食（①高カロリー　②高たんぱく　③高脂肪　④高砂糖　⑤高精白）

五低食（①低カロリー　②低たんぱく　③低脂肪　④低砂糖　⑤低精白）

❶ **ガン**は発生・死亡とも**20**%減らせる

❷ **心臓病・脳卒中**などは**25**%減らせる

❸ **糖尿病**の症状・**死亡**は**50**%減らせる

チャイナ・スタディー

1983年スタート
アメリカ、中国、イギリスの政府共同で行われた健康調査報告／10年以上の調査年月

レポートの主な内容

アメリカ男性の心臓マヒの死亡率は、中国男性の17倍！

アメリカ女性の乳ガン死は中国女性の5倍！

研究を指揮したコーネル大の栄養学者コリン・キャンベル博士は「動物性たんぱく質が史上最悪の発ガン物質だった」「動物が、タンパク質の必要量を満たし、その量を超えたとき、病気が始まる」と結論づけた。

牛乳は少しずつじっくり味わうが善し

日ごろ、なにげなく飲んできた牛乳・乳製品に、こんなに隠された問題があったなんて……。

ただただ、おどろかれたことと思う。

次章以降はさらに、牛乳や乳製品は、どんな病気を引き起こす可能性があるのかを解説していく。それは一言でいえば〝乳害〟。牛乳がこんなに病気の原因になるのかと、びっくりするはずだ（図7）。

ここで、事前に大切なことを言っておく。

牛乳が〝毒〟だといっても、飲んだらすぐに、症状があらわれるわけではない。

牛乳を飲んでも元気いっぱいの人もいるだろう。

急にばったり倒れる「急性症状」は、牛乳ではあらわれない。ただ、期間をかけてじわじわ体がおかしくなっていく「慢性症状」が起こる可能性があるのだ。

さらに、病気の原因は一つではない。さまざまな複合的要因が重なったり、一つひとつの原因が互いにからみ影響を与え合って（相乗的要因）、人は病気になり、亡くなる。例えば、「牛乳や乳製品が乳ガンの原因になる」といっても、すべての女性が乳ガンになるわけではない。あくまでリスクが高まる、ということである。

だから健康な人生を送るには、これらリスクを一つひとつ減らしていくことが大切だ。「有害の恐れ」があるものは、身のまわりから遠ざけていただきたい。

けれど、この本では**「牛乳をぜったい飲んじゃダメ！」といっているのではない。**

世界中のさまざまな科学的データの報告をみると、牛乳や乳製品を多く摂取している国やグループほど悪影響があらわれている。しかし、少量の国、グループにはほとんど影響はあらわれていない。消費の少ない国ほど、リスクも少なくなっている。だからここで問題なのは「摂取量」と「期間」だ。

だから、**牛乳や乳製品をむやみに怖がる必要はない。好きな人は、少しをじっくり味わうくらいにすればいい。**

わたしの提案は「週一の楽しみ」だ。ちゃんとわかって食べるのと、体にいいとかんちがいして食べるのでは、天と地ほどの開きがある。

図7 牛乳の組成と健康被害の実態

(矢印の先は、それぞれの成分と混入物が引き起こすおそれのある健康被害)

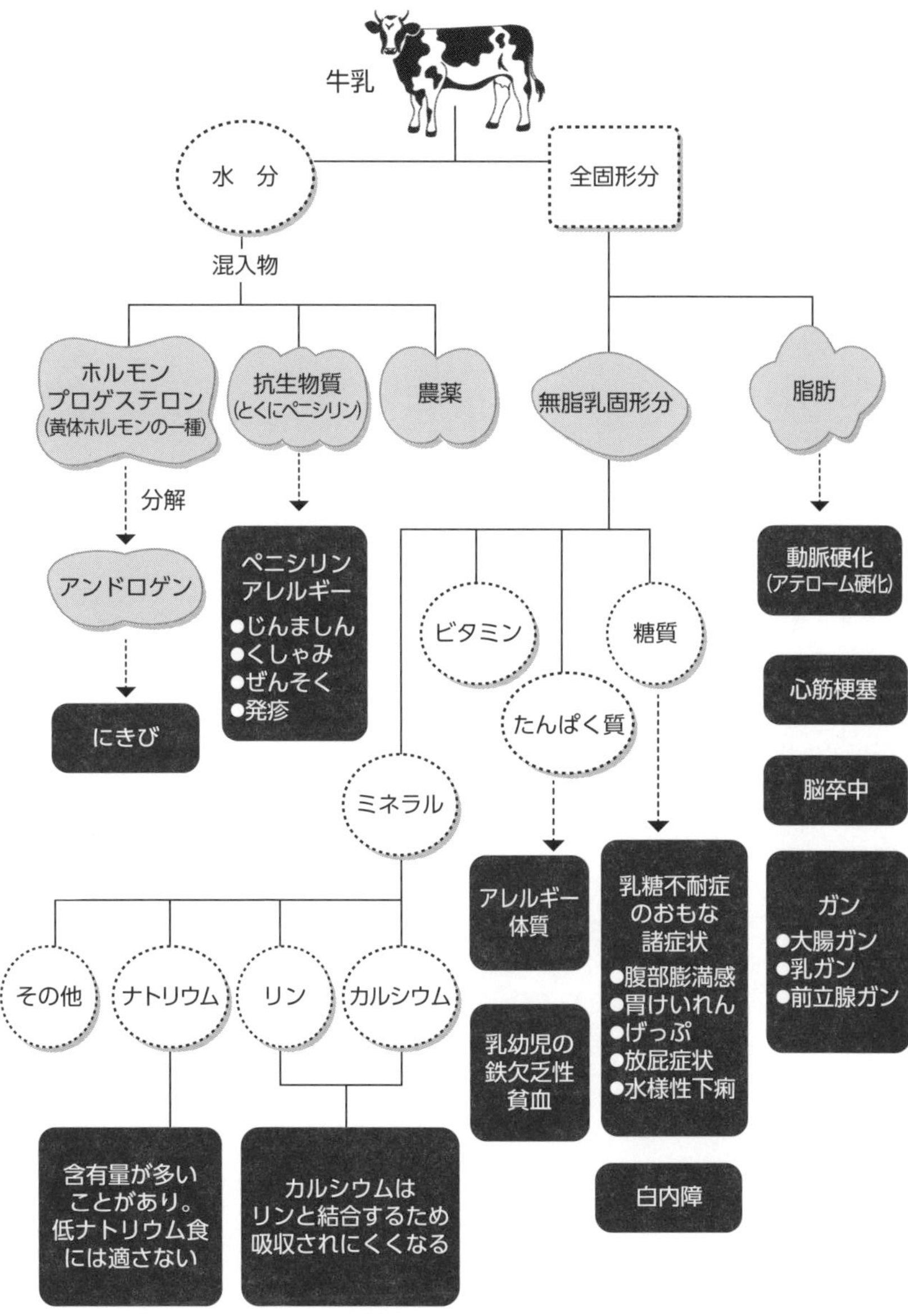

出典:『牛乳には危険がいっぱい?』フランク・オスキー著 弓場隆訳 東洋経済新報社

Column

スポック博士も〝かれら〟に利用された

スポック博士を栄光から絶望に突き落とした牛乳神話。いったい、だれが仕掛けたのだろうか？

ここまで読めば、だれもが見当がつくだろう。そう、牛乳業界である。それも、国際規模の巨大権力をもつ勢力だ。私は、その巨大牛乳ビジネスを国際ミルクマフィアと呼ぶことにする。

しかし、裏の裏には裏がある。

牛乳を出すのは牛である。牛を育てる産業が酪農業界である。牛は飼料の穀物がなければ育てることは不可能だ。つまり、牛乳利権のミルクマフィアの背景には、穀物マフィアが存在する。

穀物の大量生産に必要なのは、石油である。石油がなければ巨大な穀物ビジネスは成立しない。だから背景には石油マフィアが存在している。

石油といえば、石油王ロックフェラー財閥が、すぐに思い浮かぶ。

ロックフェラー財閥は、ロスチャイルド財閥とならび、両財閥は世界の富の９割を支配するといわれている。さらに、人類の歴史を背後から操ってきた国際秘密結社フリーメーソンの中枢組織イルミナティを牛耳っている。わかりやすくいえば、人類と地球を支配する〝双頭の悪魔〟なのだ。

このように利権のピラミッドを積み重ねていく。すると人類の歴史と富を把握してきた〝闇の支配者〟がくっきりと浮かび上がってくる。

スポック博士も、かれらの利権のために利用されたのである。

その証拠が５０００万部という驚倒する発行部数である。これは〝闇の勢力〟が動かないかぎり、ぜったいに不可能な数字である。

『スポック博士の育児書』の粉ミルク、牛乳、乳製品の礼讃は〝かれら〟にとって、じつに都合がよかった。そこで、博士を国際的スターにまつり上げたのである。

晩年、博士はその事実に気づき、反省し、読者に懺悔した。執念の改訂作業は、その悔恨と謝罪の証しなのだ……。

第2章

粉ミルク育児の赤ちゃんは感染症で40倍死ぬ！

——そして、生後半年までの死亡リスクは20倍……

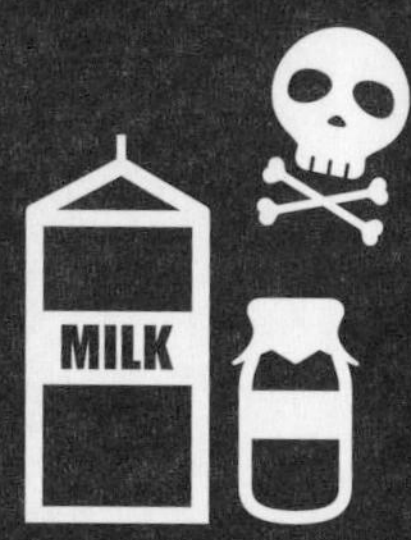

1 乳児死亡
——乳児突然死は母乳児の4・8倍

1930年、シカゴで行われた研究調査——。

牛乳栄養児は母乳栄養児にくらべて死亡する可能性がはるかに高いという衝撃の結果が出た。実験は乳児2万人を3つのグループに分けて行われた。

A：生後9か月間、母乳のみで育児

B：母乳育児に牛乳を足して育てた

C：煮沸牛乳に白砂糖を混ぜ与えた

どの子も生後1か月からオレンジジュースも与え、1か月半からタラの肝油、5か月からシリアル（乾燥穀物）、6か月から野菜を与えた。

その結果〝死亡率〟は——。

A：1000人に対して15人が死亡

C：1000人に対して847人が死亡（死亡率はAの56・5倍）

Aグループとくらべて、BとCの消化器系・感染症の発症はなんと約120倍で、死亡率は40倍に達した。

これらの驚愕事実は海外でも圧殺された。メディアでも封印されている。

また、赤ちゃんが死亡する「乳幼児突然死症候群（SIDS）」という病気がある。

なんの病気もなく元気だった赤ちゃん（おもに1歳未満）に突然死をもたらすものだ。

粉ミルク育児の赤ちゃんは、母乳育児に比べて4・8倍近く突然死するという結果が出ている。

「栄養たっぷりのはずの人間の母乳を、子ウシに飲ませるとどうなるでしょう？　子ウシは4～5日で死んでしまいます。人間の赤ちゃんが牛乳を飲んでも、同じことが起きるのです」（真弓医師）

牛乳を静脈注射すると急死する。拒絶反応を起こしてショック死するのだ。

注射と経口のちがいはあるが、〝牛乳から製造した粉ミルク〟を赤ちゃんに与えるということは、基本的には同じ。だから、粉ミルク育児の赤ちゃんは5倍近く突然死する。

一方、母乳育児のメリットの研究報告は数多くある（**図8**）。

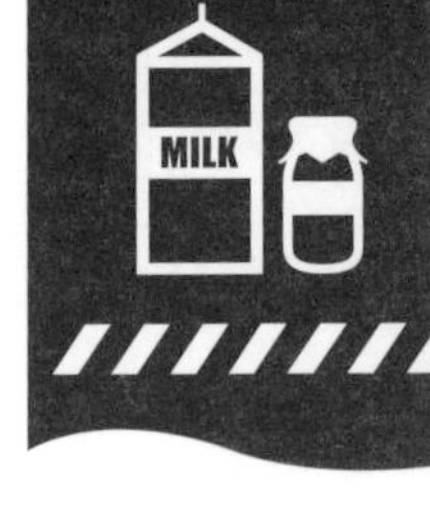

図8　母乳育児と人工栄養育児、どちらがいいのかは明白

人工栄養育児のリスク

- 乳幼児突然死症候群（SIDS）による人工栄養児の死亡率は、母乳児の**4.8倍！**
- 牛乳栄養児は母乳栄養児にくらべて、生後６か月までに死亡する可能性が**20倍！**
- 完母育児以外で育てた赤ちゃんの呼吸器系・感染症は、完母育児の**約120倍！**

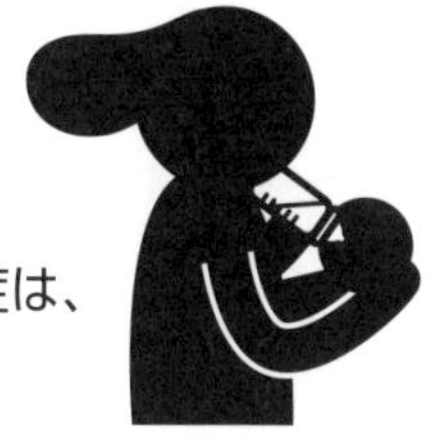

母乳育児のメリット

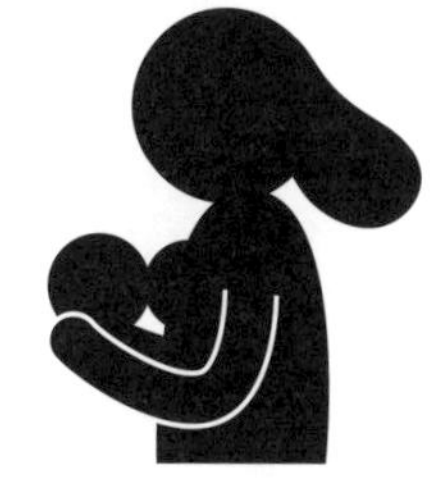

❶「母乳中に3種類の自然リンパ球を確認した。これらは侵入した細菌と戦う免疫細胞だ。それは外敵から赤ちゃんを守る“SWATチーム”である。かれらは長期的に子どもの免疫系発達も援護する」

❷「母乳にふくまれるオリゴ糖は、赤ちゃんのアレルギー予防に役立つ。母乳育児の子はゼンソク、感染症、肥満などのリスクが少ない」（米カリフォルニア大学サンディエゴ校）

❸「母乳育児の子は、人工栄養にくらべて、胃腸炎、髄膜炎、耳の炎症、下気道感染症のリスクが20％減少する」（米国立衛生研究所）

❹「初乳に含まれる免疫グロブリンAは、赤ちゃんの消化器系の病気を予防する」

❺「母乳を飲ませる期間が長いほど子どものIQ（知能指数）は高まる」（ボストン小児科病院）

❻「高齢女性でも母乳育児をおこなった女性は脳卒中リスクが23％低くなる。粉ミルクを飲ませていた女性は、歳をとると脳卒中になりやすい。母乳を与えなかったことで循環器系が阻害された、と考えられる」（米カンザス大）

❼「６か月以上、母乳を与えた母親の脂肪肝発症リスクは50％以上低かった」（米カリフォルニア大）

❽「母乳保育は、母親の高血圧リスクを下げる。その効果は数十年はつづく」（米モンテフィオーレ病院）

❾「母乳育児で、母親の体内には愛情ホルモン、オキシトシンが分泌され、幸福感に満たされる」（西オーストラリア大）

なぜ栄養豊富でも牛乳は人間に適さないのか

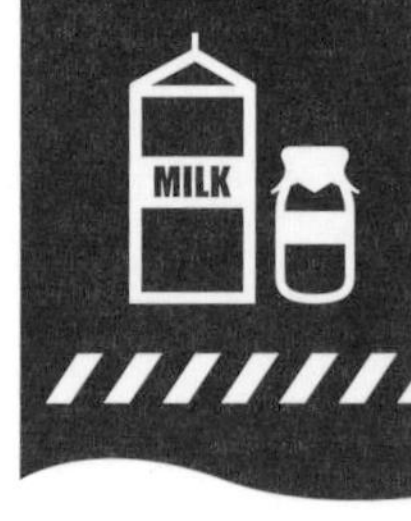

牛乳は栄養豊富な飲み物である。なのになぜ、牛乳が人間の体を蝕むのだろうか。

第1章でも伝えたが、それは、牛乳は生まれたばかりの子ウシの成長と発達をうながすためのものだからだ。

そもそも当たり前だが牛と人間は成長スピードが違う。牛は生後すぐに急成長する。生後2か月で体重は2～3倍近くなり、離乳する。

そのような**子ウシの急成長をサポートするために、牛乳には栄養分とたくさんのホルモンやホルモン様物質が高濃度に含まれている**。

母ウシは母乳を通して、栄養分を与えるだけではない。細胞の分裂と増殖を刺激して、子ウシの急速な成長をうながしているのだ。

出生時の体重の3倍になるまでに、人間は1年、ゾウは3年がかかる。その間、親からの母乳で育つ。だから人間の赤ちゃんは1年かけて母乳でゆっくり育つのが正常なのだ。なのに、この異常に栄養の濃い牛乳を与えられたらどうなるのか。

赤ちゃんは自力で免疫ができていないので、お腹の中に入ったものは、なんでも吸収してしまう。粉ミルクを与えると、異種たんぱくとして認識し、それを排除しようとしてさまざまなアレルギー反応を起こす。過敏症になってしまうのだ。そして消化器や肝臓、腎臓などが疲弊し、急死に至る可能性も出てくる。

これは人間の赤ちゃんだけでなく、成人にもいえる。**牛乳は人間には過剰すぎる栄養のため、体に異常をきたす**（図9）。

牛乳の高濃度の栄養素やホルモンが体に良いのは、生まれたばかりの子ウシにとってのことだ。

「栄養たっぷりだから赤ちゃんによい」と信じ込んだのは、まさに人間の浅知恵だったのだ。

これとは正反対に、お母さんが最初にわが子に与える初乳には、免疫物質がたっぷり含まれている。

赤ちゃんはお母さんの免疫力を受けつぎ、体外から入ってくる細菌やウイルスなど外敵に負けない体をつくるのである。

牛乳に高濃度の栄養が含まれているのは、なぜ？

図9　牛と人間の成長スピードはまったく違う

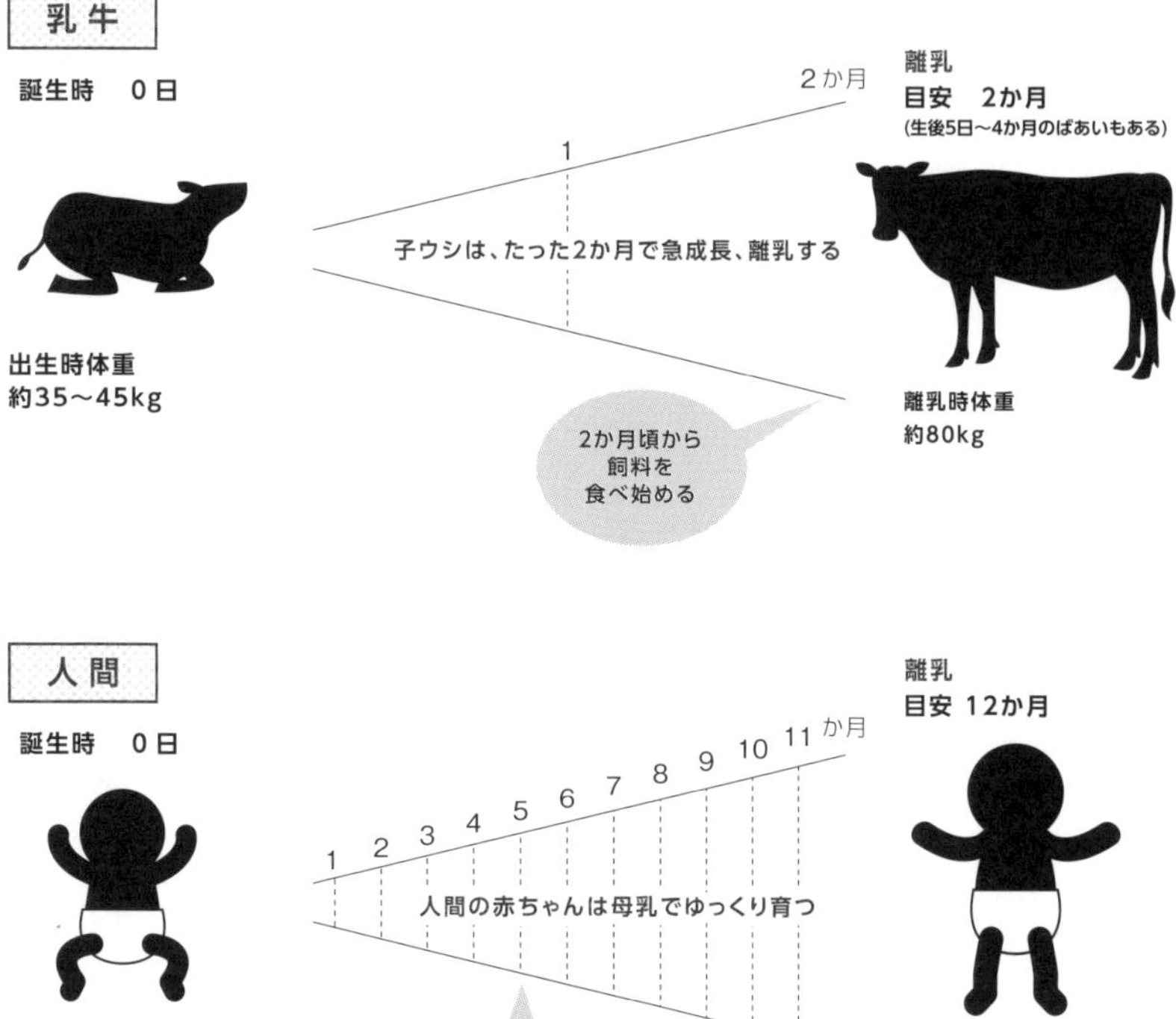

牛乳には**2か月で急成長する子ウシをサポート**するための
豊富な栄養分とホルモン、ホルモン様物質が高濃度含まれている!

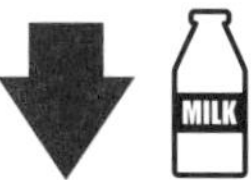

人間にとっては異常に高すぎる栄養価!
牛乳を飲むと、人間の赤ちゃん、成人は、体がどんどん疲弊していく。

2 牛乳アレルギー
——のちのアトピー性皮ふ炎、大爆発のルーツ

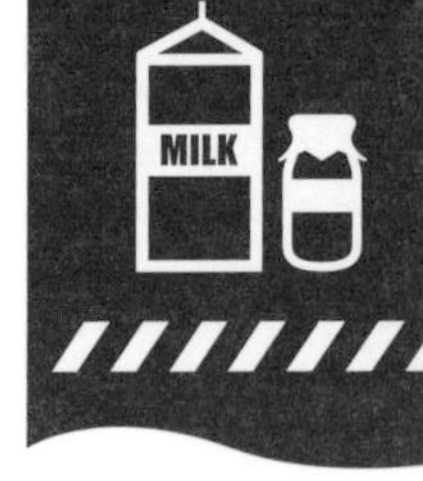

1970年ころから日本人のアレルギーが爆発的に増え、特にアトピー性皮ふ炎が激増している。

これは、戦後の食料難のときにアメリカからの援助物資である小麦（メリケン粉）、牛乳（脱脂粉乳）を食べた母親の体が遠因とする説がある。

70年に子どもを産んだ母親の年齢が25歳だとする。その母親が生まれたのは終戦の年の1945年である。

まさに、それまでの伝統的な食事から小麦粉や牛乳へと食事が代わったときだ。まったくちがうものを食べて、すぐに体が順応できるとは考えられない。食べた人の体には、特別なことは起きなかったかもしれないが、産んだ子に異常が起きた。それが、アトピー性皮ふ炎などのアレルギー反応という説だ。

まさに、そのとおりだろう。

さらに付け足すべきは、戦後GHQや政府によって全国の母親に強制された粉ミルク育児だ。

戦後、「母乳より粉ミルクのほうが栄養豊か！」という甘言にだまされて、ほとんどの母親が哺乳ビンの吸い口をわが子に含ませた。それがどれだけ恐ろしいことかは前項の乳児死亡率のすさまじい現状をみれば、おわかりいただけるだろう。

産んだ母親の体は脱脂粉乳で汚染され、生まれた子どもは粉ミルクで汚染された。

つまり赤ちゃんは、脱脂粉乳と粉ミルクという、牛乳の異種たんぱくのダブルアタックを受けて育ったのだ（図10）。

そもそもアレルギーとは、異種たんぱくなど体内に侵入した異物（抗原）に対して、体内の免疫物質、抗体が結合するとき、過剰反応で起こる。

これは、体外からの異物を除去する免疫反応の一種である。

スムーズに進めば、異物は速やかに排泄される。

しかし、それが過剰に反応するとアレルギーやアナフィラキシー・ショック、自己免疫疾患などが発症する。

いま、牛乳アレルギーは、一般に考えられているよりもはるかに多発している。

図10 アレルギーとは免疫過剰反応

MILK

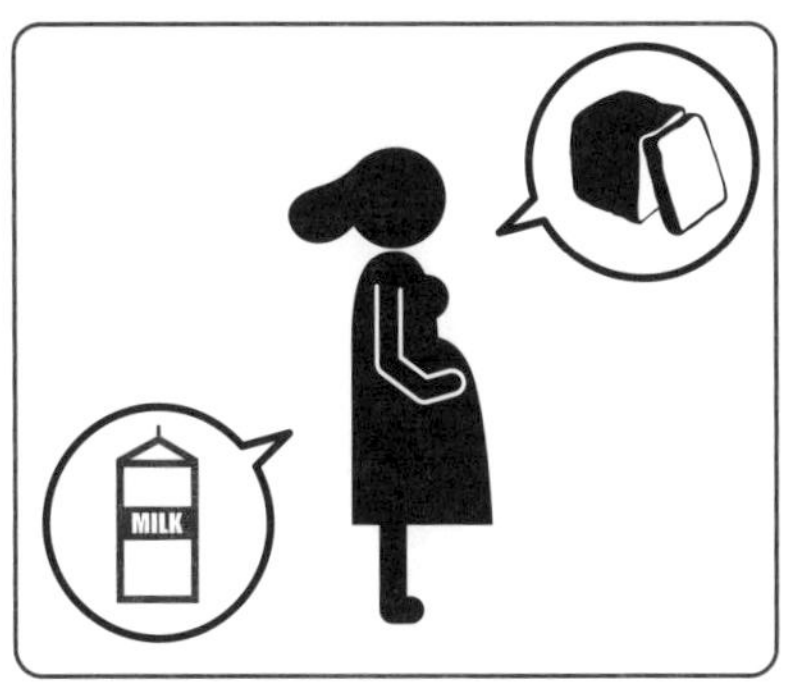

母親の食事の変化
戦後、伝統的な日本の食事から
小麦粉や牛乳へと食事が変化

粉ミルク育児
粉ミルクでの育児が増加

ダブルアタックで
日本人に
牛乳アレルギーが
増えている！

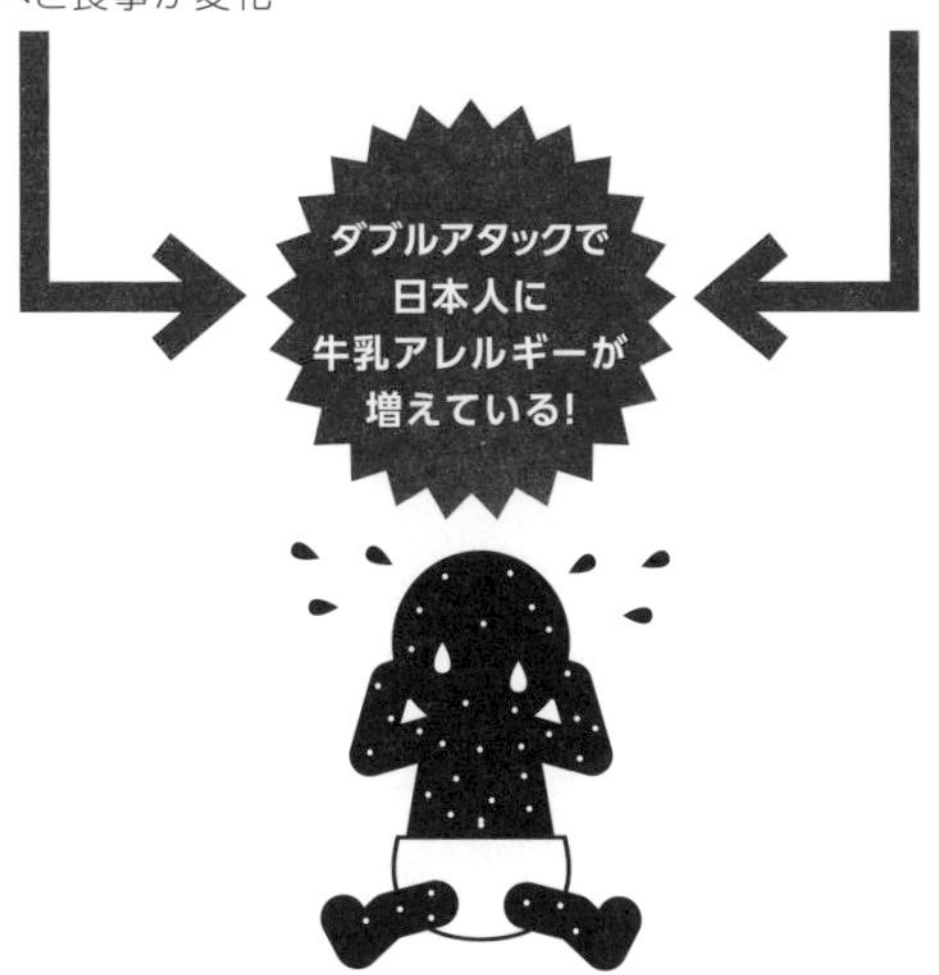

牛乳アレルギー

牛乳アレルギーとは

ウイルスや細菌などが体に侵入してきたとき、それらを排除しようとする免疫反応が生ずる。それと同じように、牛乳アレルギーは、牛乳・乳製品を摂取すると、免疫反応が過剰に働き、じんましん、かゆみ、咳などのアレルギー症状が出る。

アレルギーマーチでアトピー性皮ふ炎に

アレルギーとは過剰な免疫反応である。わずかな抗原にも過剰に反応するため、下痢、炎症、発熱などで患者は苦しむ。

慢性下痢は、まさに牛乳アレルギーの典型的な症状だ。乳幼児が牛乳を飲み始めたときにあらわれやすい。

それは、粉ミルクで育てられたため、牛乳に過剰反応しているといえる。実際に牛乳アレルギーは、一般に考えられているよりもはるかに多発している。

牛乳によって起こる過敏症は、かなりの幅がある。乳幼児のばあい、2つのおもな群が確認されている。

ひとつの群は、少量の牛乳を飲んだだけで発症する。飲んで数分から1時間以内に、消化器症状やじんましんなどの反応が起きる。これらの子どもはアトピー体質であるばあいが多い。皮ふの検査などで牛乳のアレルゲン（アレルギー原因物質）に対して陽性反応を示す。

もうひとつの群は、牛乳や人工ミルクをとってから1時間か、それ以上経過してから牛乳に反応を起こす。

牛乳アレルギーは、乳児期に限定されずに、年長児や成人にもひんぱんにみられ、そのままアレルギーとして残るという持続性をもっている。

牛乳アレルギーが引きがねとなってアトピーになる人もいる。実際、アトピーで悩んでいる人が成人にもおどろくほど多い。原因のルーツが粉ミルク、牛乳、乳製品であることは、まちがいない。

またアレルギーはやっかいな病気だ。

ひとつの原因物質（アレルゲン）に過敏反応するようになる。例えば最初に牛乳が原因でアレルギーを発症してしまうと、体がアレルギー体質になり、小麦やソバ、スギ花粉など、つぎつぎに新しいアレルゲンに乗りかえていく。このように原因物質がつぎつぎに変わることを〝アレルギーマーチ〟という（図11）。

だからその根源を絶って、体質を根本的に改善しないとキリがない。この根本的解決に気づかない人が多い。

かんたんで唯一の解決法は、牛乳を2、3週間、試験的に断つことだ。

図11 アレルギーマーチとは？

成長とともに異なったアレルギー症状をつぎつぎに発症する「アレルギーマーチ」

		アレルギー症状	陽性率の高い原因アレルゲン	
			食物性アレルゲン	吸引性アレルゲン
胎児期	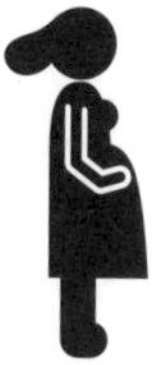	アトピー性要因 アレルギーになりやすい体質に	牛乳や卵のタンパク質によるアレルギー反応	
乳児期	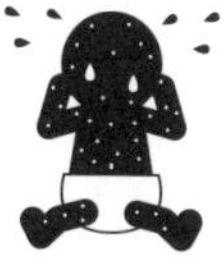 乳児湿疹など	食物アレルギー アトピー性鼻炎	卵・乳製品・小麦・大豆	
幼児期	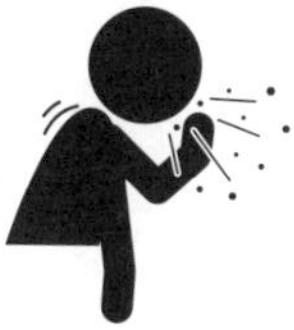 ぜん息など	気管支ぜん息 アトピー性皮膚炎	卵・乳製品・小麦・大豆・魚類・ピーナッツ	ダニ（ハウスダスト）
学童期	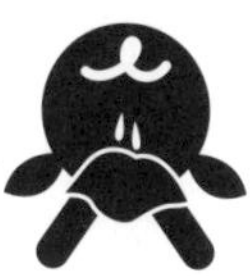 ぜん息が悪化することも	花粉症 アレルギー性鼻炎 アレルギー性結膜炎	乳製品・小麦・大豆・ピーナッツ・魚類・魚卵・甲殻類・果物・ピーナッツ	ダニ（ハウスダスト）・ペット
成人	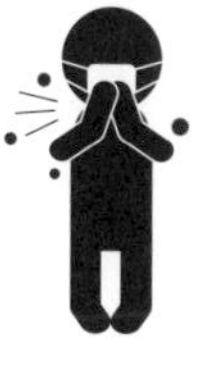	花粉症 成人型気管支ぜんそく	果物・小麦・そば・魚類・魚卵・甲殻類・貝類・ピーナッツ	花粉・ダニ（ハウスダスト）

3 乳糖不耐症
——消化されない乳糖が悪さをする

「乳糖不耐症」とは読んで字のとおり、乳の成分「乳糖（ラクトース）」に耐えられない病気である。

乳糖とは〝乳汁〟の栄養分。それを分解できず耐えられないことで病気を引き起こす。だから牛乳や乳製品をとることで乳糖不耐症になる。1リットルあたりの乳糖含有量は、母乳で約75グラム、牛乳で約45グラムである。

ここで面白いのは**「成長したウシに牛乳を飲ませると乳糖不耐症を発症する」**ということだ。

なぜウシが乳糖不耐症を発症するのか？

それは哺乳動物がお母さんの母乳を飲んでいいのは、授乳期間のみだからである。乳児の体内では乳糖分解酵素である「ラクターゼ」が分泌されている。

乳糖はそのままの状態では、腸管から吸収され、血液に入ることはできない。分解酵素ラクターゼによって、ブドウ糖とガラクトースという2つの単糖類に分解されることで、乳糖は消化される（**図12**）。

しかし、このラクターゼの処理能力を超えた乳糖量が体内に入ってくると、乳糖は消化されないまま大腸に運ばれる。すると2つの異変が体に起こる。これは乳糖不耐症の典型的な症状である。

(1)常在菌の大腸菌が乳糖をエサに発酵し、ガス、二酸化炭素、乳酸を発生させる（**図13上**）

(2)腸管内に水分、ガスがたまり、水様性下痢、けいれん、おなかの張り、げっぷ、放屁症状など（**図13下**）

ラクターゼの活性がピークに達するのは出生直後だ。歯が生えて、いろいろなものを食べられるようになると、赤ちゃんの体内で分泌されていた乳糖を分解するラクターゼの分泌が止まる。

これが〝乳ばなれ〟という自然の摂理だ。よって、**体内にラクターゼがなくなる乳児期以降は、乳糖不耐症になりやすくなる**。

成牛にもラクターゼはない。だから、大人のウシに牛乳をむりやり飲ませたら、消化や分解ができず、腹痛や下痢に苦しむ。ウシですら牛乳に対して乳糖不耐症で苦しむのだ。ましてや人間の大人が牛乳を飲めば不耐症を起こすのは、とうぜんである。

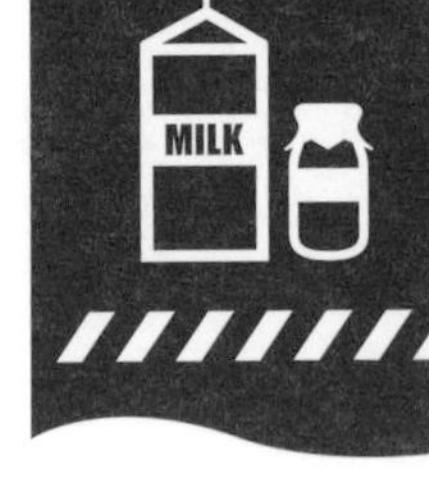

乳糖不耐症とは？

図12 乳糖を消化できるばあい

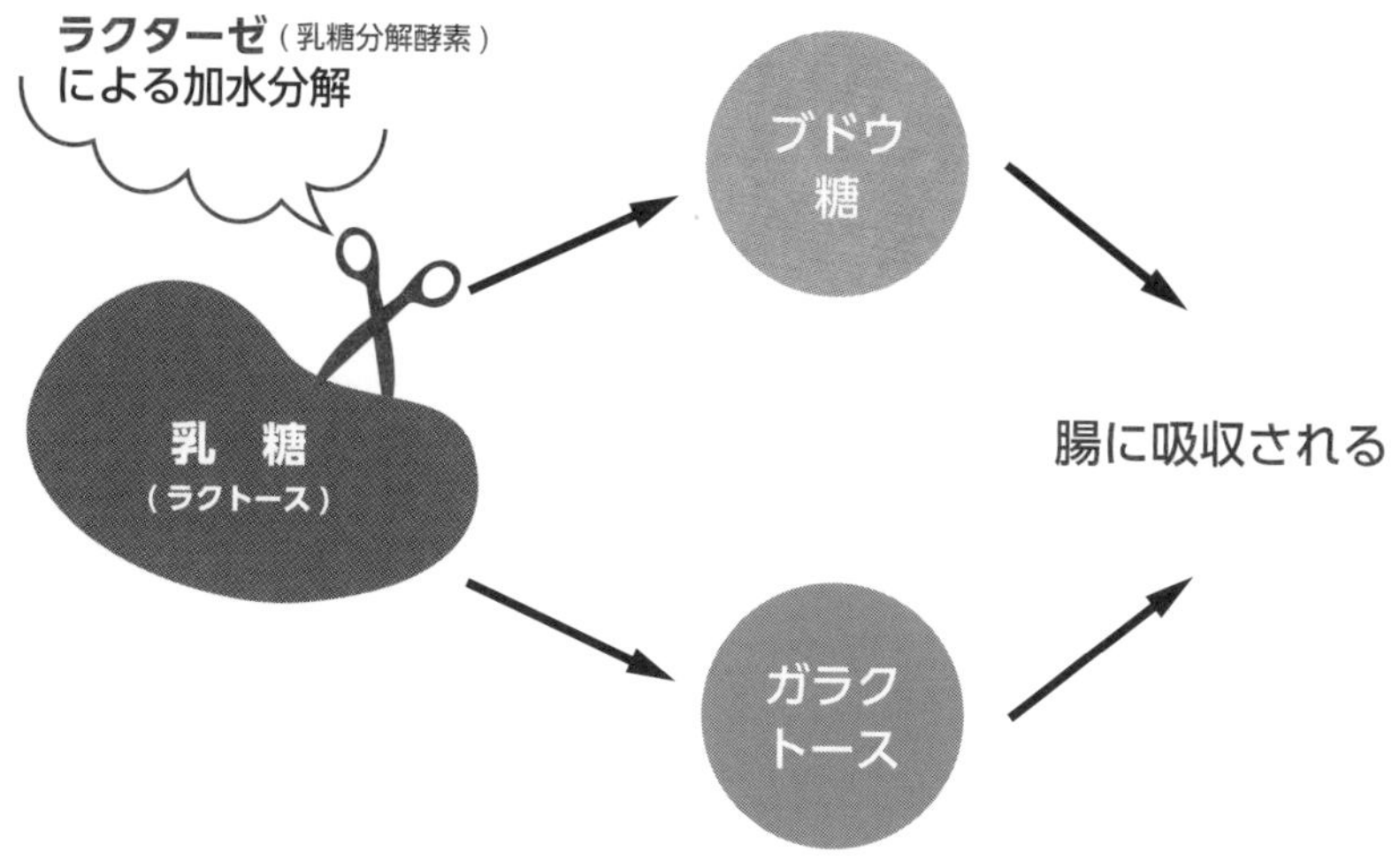

図13 乳糖が消化できないばあい

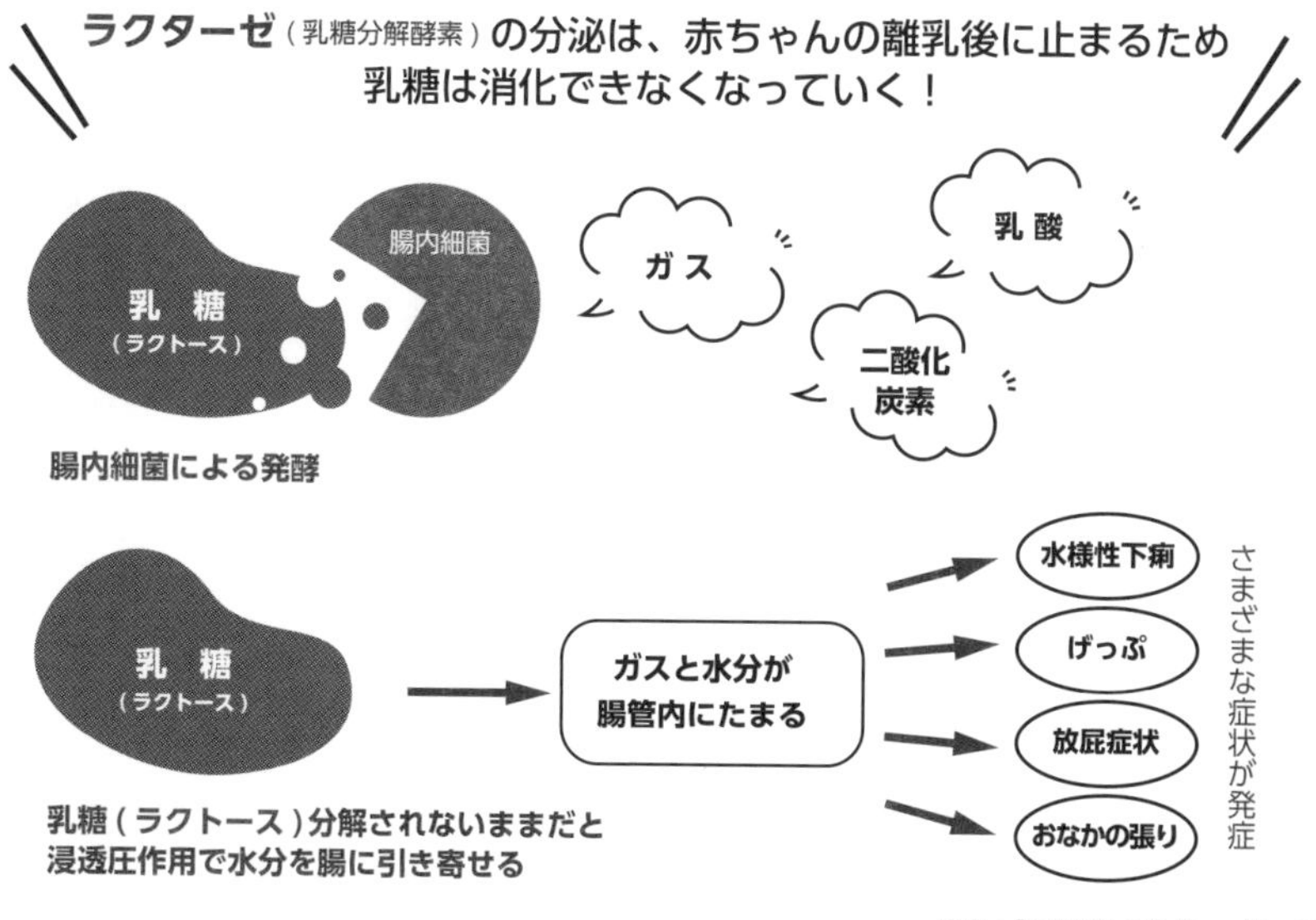

出典：『牛乳には危険がいっぱい？』

下痢、腹痛はアジア、アフリカ人に多い

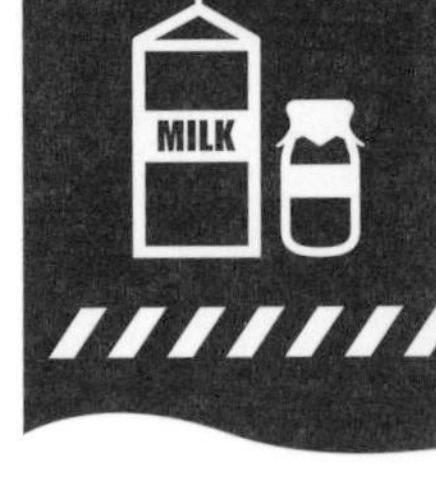

牛乳を飲むと、おなかがゴロゴロする。

そういう人は、乳糖不耐症の可能性が高い。

面白いことに、この不耐症には地域差、人種差、民族差がある。アジア人、アフリカ人などに多く、白人には少ない。**伝統的に動物の乳やチーズなどを常食してきた地域に不耐症は少なく、乳を口にしない農耕地域に不耐症が多い**（図14）。

図15は、乳糖不耐症の地域別、人種別、民族別の差をはっきり示している。

アジア人、アフリカ人に不耐症がきわめて多い。乳飲の風習がなかったからだ。

温帯に住む農耕民族の日本人のばあい、じつに95%までが乳糖不耐症だといわれている。成人になれば、分解酵素はほとんどないといってもいい。

スイスやスウェーデンなど北欧に、不耐症がきわめて少ないのは、欧州は、もともと寒冷で農耕には不適な風土だったことに起因する。

とくに北欧では小麦の種をまいても実らなかった。

だから人々は、やむをえず牧草を栽培して、それを家畜に食べさせ、その牛乳や肉で飢えをしのいでいた。

そうして生きのびているうちに体質が変わり、ほんらいなら〝乳ばなれ〟のときに、ストップするはずの乳糖分解酵素ラクターゼが、数千年かけて成人になっても分泌される体質になったのだ。

この体質が遺伝され、引きつがれているため、白人に乳糖不耐症は少ない。

しかしそれは下痢、腹痛など不耐症の急性症状が出ない、だけのことだ。

実際には白人も慢性不耐症に苦しんでいる。

乳児死亡、アレルギー、アテローム血栓による心筋梗塞、脳卒中、ガンなどのおびただしい悲劇が、牛乳を多飲する白人たちをおそっているのだ。

やはり、ほんらい**〝乳ばなれ〟以降は、乳をとるのは避けたほうがいい**。他の動物の乳ならなおさらである。

ラクターゼでなんとか分解してしのぐことができたとしても、不自然な食生活であることに変わりはない。

乳飲の風習がなかった地域で不耐症が多い

図14 伝統的に牛乳をよく飲む地域と飲まない地域

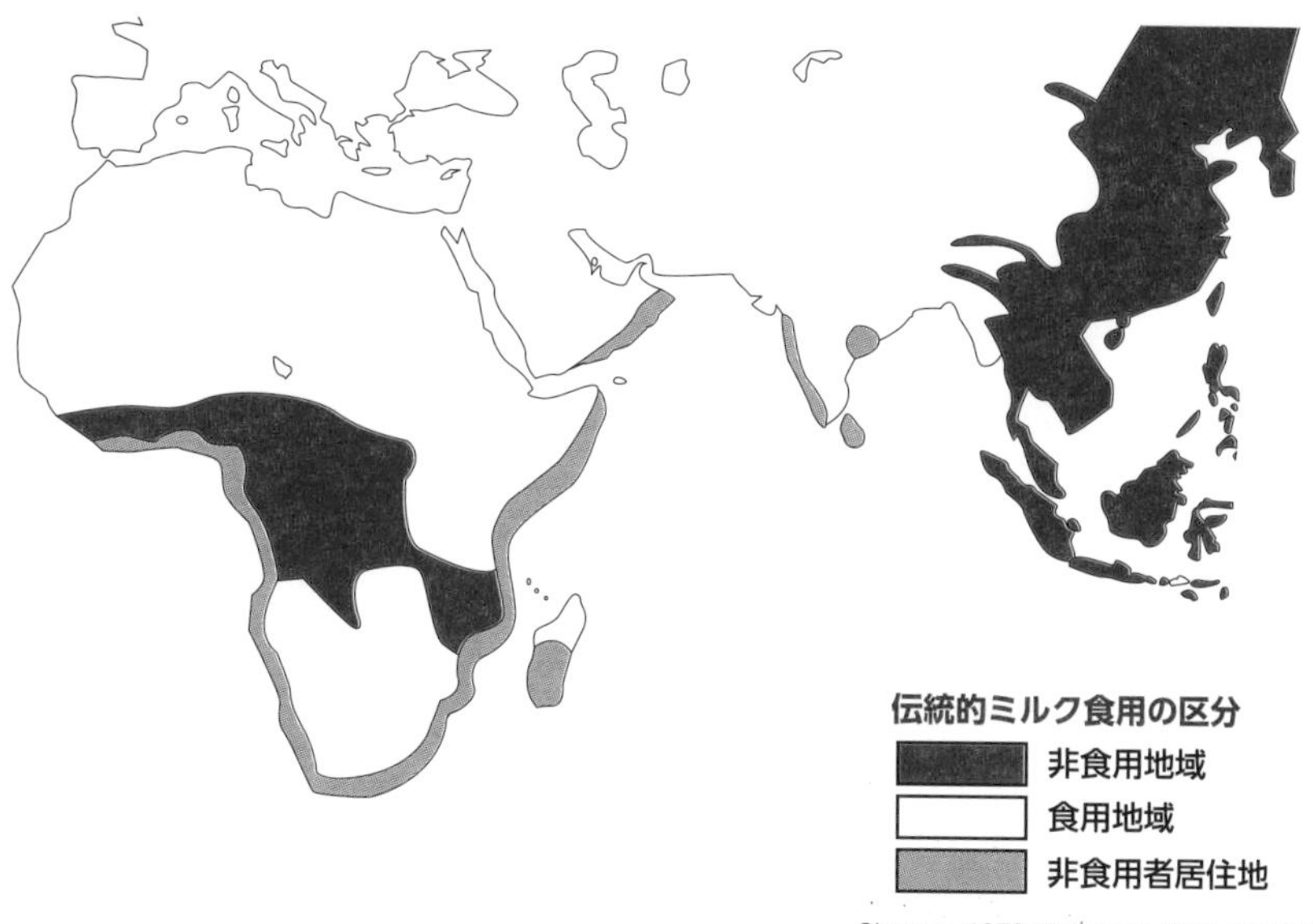

Simoons, 1970;Kretchmer, 1971より引用

図15 乳糖不耐症の人種による差

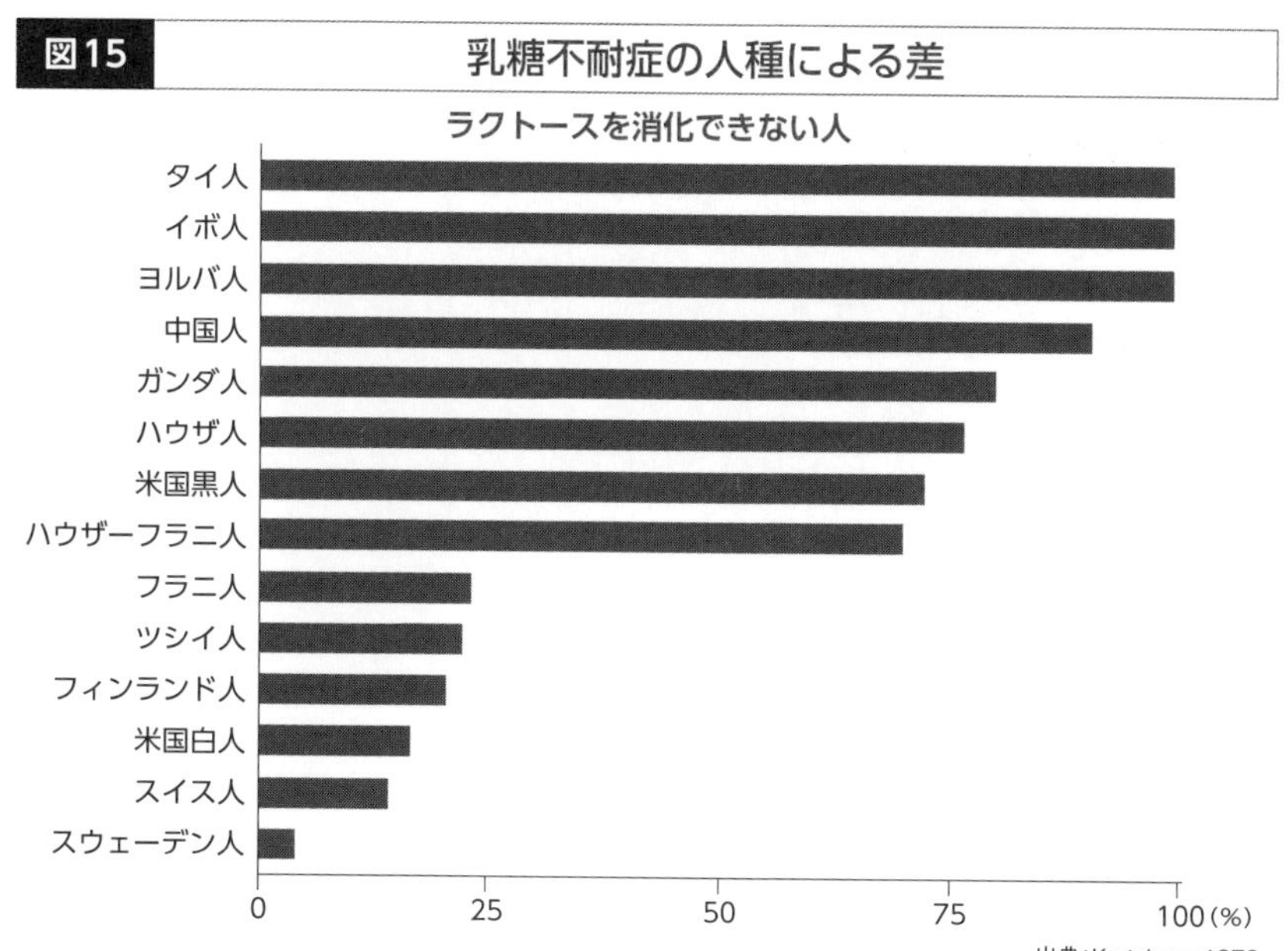

出典:Kretchmer,1972

牛乳を口にしない農耕地域に住む人種は、乳糖不耐症が多い!

4 貧血
――牛乳を多く飲む人ほど鉄不足で貧血症

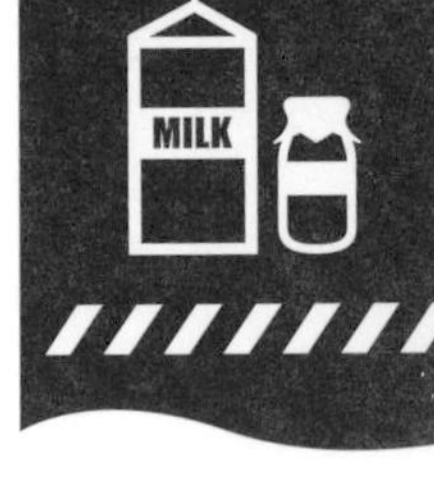

鉄欠乏性貧血になると、子どものイライラ、無気力、注意力散漫の原因になるという。

学術調査でも、粉ミルク育児を導入した地域で乳児の貧血の多発が立証されている。

「ビスカヤにある2か所の保健センターに入院している生後1年の287人の乳児を対象に『貧血』発症率と『鉄』貯蔵の減少率を調べる研究が行われた結果、貧血は全体の9・3%にみられ、うち6・9%が鉄欠乏性貧血におちいっていた。鉄分貯蔵の減少は12・4%にみられた。

また、未熟児、鉄の少ない人工ミルクを与えられた乳児、牛乳を早期導入した乳児の生後12か月時点での体重、家族の社会・経済的地位は、貧血と深くかかわっていた。ハイリスク集団の乳児に対しては、鉄の供給が推奨されている」（『小児科学紀要』1992年7月　スペイン）。

この調査は、身体計測のほか、臨床所見、食生活、家族の社会・経済的地位なども対象とされた。

つまり、**粉ミルク育児を導入された乳児たちは、高い頻度で貧血症状を示している**。

牛乳を多く飲むと、鉄欠乏性貧血になりやすい。

つまり鉄不足で貧血になる。

どうしてそんなことが起こるのか？

じつは牛乳には1リットルあたり、鉄が1ミリグラム以下しか含まれていない（図16）。

しかもその鉄は牛乳の他の成分と結合しているため、腸管から吸収されにくく、血液まで運搬されることはほとんどない。

つまり、牛乳のなかのただでさえ少ない鉄分は、吸収されにくい。だから、牛乳ばかり大量に飲んでいたら、鉄分不足で貧血になるのだ。

多くの子どもたちは、牛乳を1日に何杯も飲んでいるという。大量の牛乳を飲んでしまうと、腹が満たされて、鉄を含んだ食品を必要な分だけ食べる食欲もなくなってしまう。

さらに、牛乳多飲者に鉄欠乏性貧血が多発する理由は胃腸からの出血だともいわれる。それは気づかれにくいが、その出血分だけ鉄分が失われる。

牛乳は鉄分がおどろくほど少ない！

図16　100gあたりの鉄分含有量

**牛乳は１ℓあたり鉄が１mg以下しか含まれていない
牛乳ばかり飲んでいたら、鉄分不足で貧血に！**

牛乳	0.1mg
トマト	0.3mg
白米	0.5mg
トウモロコシ	0.6mg
豚肉	1.3mg
豆腐	1.4mg
鶏卵	1.8mg
牛肉（かた脂身つき）	1.9mg
ホウレンソウ	3.7mg
こんぶ	3.9mg
わかさぎ	5.0mg
いんげん	6.0mg
わかめ	7.0mg
あずき（さらしあん）	7.4mg
大豆	9.4mg
切り干し大根	9.5mg
ごま	9.6mg
しじみ	10.0mg
干しまつも	15.0mg
煮干し	18.0mg
あゆ	24.0mg
青のり	32.0mg
ひじき	55.0mg

科学技術庁『四訂日本食品標準成分表』より抜粋。

＼ **和食は鉄分たっぷり** ／

白米ですら牛乳の5倍も鉄分を含んでいる。
豆腐は14倍、すごいのは**大豆**の94倍！
つまり、牛乳ではなく豆乳を飲めば、鉄分は100倍近くも摂取できる。
さらにスゴイのが**青のり**320倍、**ひじき**550倍！
これらはすべて和食ではおなじみの食材だ。

洋食から和食にシフトすれば、貧血などなりようがない。

幼児は大人の2倍、牛乳を飲む

ここまで子どもへの牛乳の影響について述べてきた。**長年、政府は母親たちに保健所を通じて粉ミルク育児を〝指導〟してきた**。それをかれらは「食生活改善普及運動」と自称した。戦後には一時期、母子健康手帳（通称：母子手帳）に堂々と森永や明治など粉ミルクメーカー広告がのっていた。母子手帳も粉ミルク育児を推奨していたのだ。

しかしそれは、ここまでお読みいただいたとおり「改善」どころかトンデモない「改悪」だった。

学校給食や粉ミルクは、まさに子どもたちへの餌付（えづけ）である。とくに母親から母乳育児をとりあげ、人工栄養を〝強制〟した罪は、あまりにも大きい。

乳児突然死の人工栄養児の死亡率は母乳児の4・8倍。さらに、子どもたちの心のかたより・自閉症など、戦前日本には、ほとんどなかった病気が激増している。

それなのに、小学校の教科書にはこう書かれていた。

「牛乳は、①骨や歯をつよくする。②集中力がつく。③血や筋肉をつくる。④背がのびる」

牛乳を飲むほど、骨粗しょう症、骨折が増えるのに「骨をつよくする」とはあきれる。発達障害児や問題児を激増させているのに「集中力がつく」とは、よくも言ったり。

そしてその結果、日本人の年齢別の乳・乳製品摂取量を比較すると、1〜6歳の消費量が7〜14歳に次いで突出している（図17）。

7〜14歳が牛乳を多く飲んでいるのは学校給食で、毎日「残さず飲む」ように強制されているからだ。

では、なぜ1〜6歳の幼児が成人の2倍近くも牛乳を飲んでいるのか？　それは、あやまった思いこみをしている親が『子どもがじょうぶに育つように』と、わが子に牛乳を飲ませるからだろう。

大人ですら、牛乳を多く飲むほどガン、心筋梗塞、脳卒中、糖尿病などのリスクが高まる。なのに、保育園や幼稚園に通う幼児が、大人の2倍も飲まされている。

アトピー性皮ふ炎、発達障害などに苦しむのも当然だ。粉ミルクと牛乳を推奨した国家の罪は底無しに深い……。

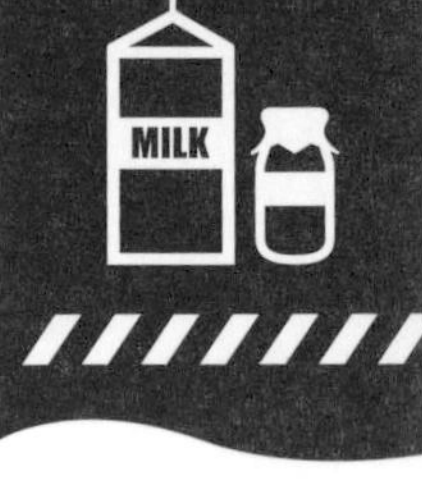

図17　年齢階級別にみた乳・乳製品の摂取量

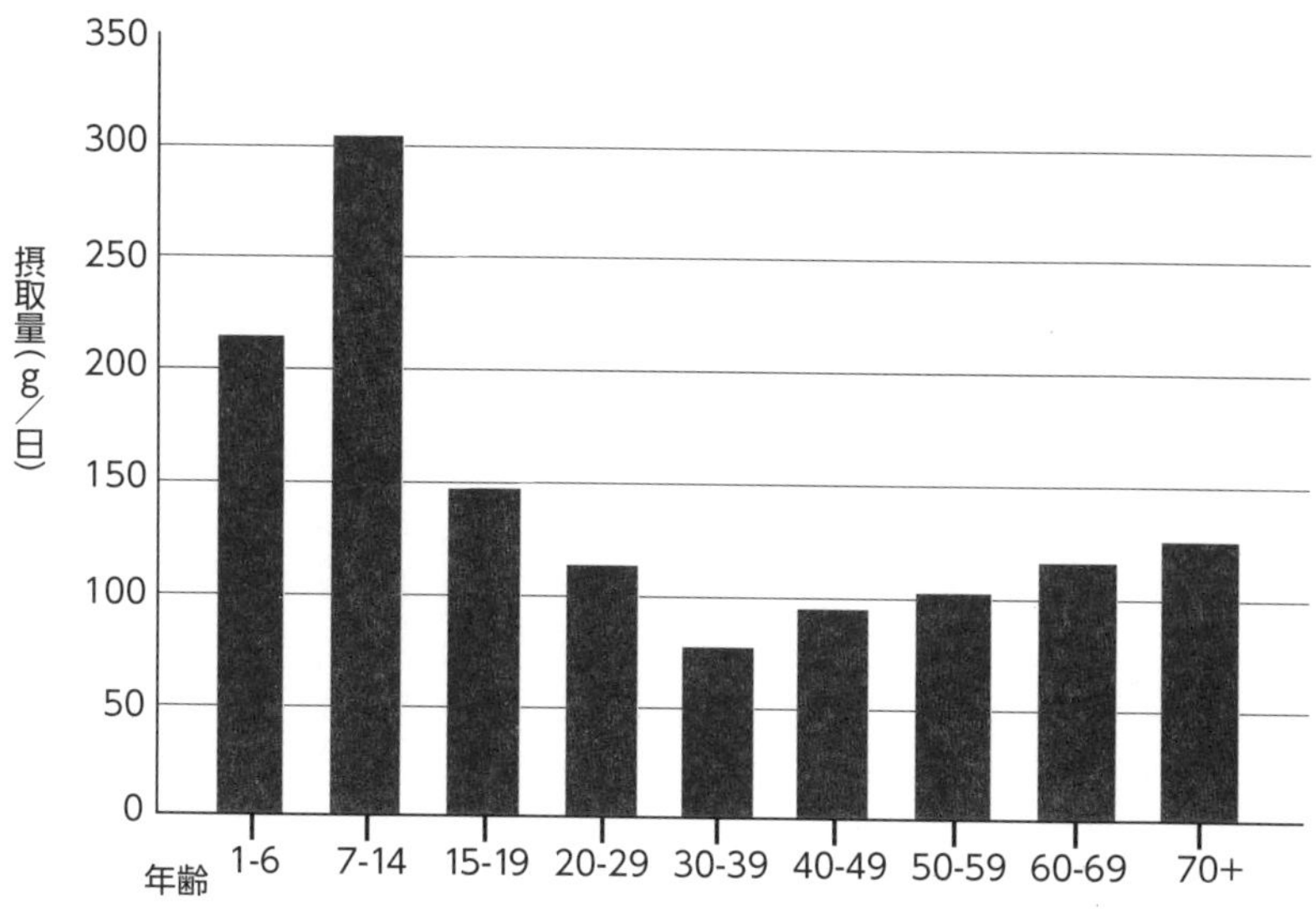

出典：2019 年度国民健康・栄養調査

農林水産省の学校給食供給目標（令和3年3月31日）

「幼児、児童及び生徒の体位、体力の向上に資するため、次の基準により、国内産の牛乳を供給することを目標とする」としている。

今もなお政府は、子どもたちに牛乳を推奨している！

1人1日あたりの供給量	年間供給日数
200㎖	195日

対象
小学校児童、中学校生徒、夜間定時制高等学校生徒 特別支援学校幼稚部幼児、特別支援学校高等部生徒

Column

日本人に牛乳はまったく有害無益

日本人は、戦前から野菜、海藻、小魚などからバランスよくカルシウムをとっていた。

牛乳にくらべて、小松菜は5倍、わかめ77倍、ヒジキ14倍、煮干し22倍……。

たとえば、わかめの味噌汁などを、毎日、飲んできた。だから、わざわざ不自然で危険きわまりない牛乳を飲む理由は、まったくなかった。

しかし戦後、日本人は粉ミルク育児や学校給食により国家権力から牛乳を強制された。

牛乳は〝完全栄養〟〝カルシウムの宝庫〟という神話にだまされたのだ。

すると、それまでなかった病気に苦しめられるようになった。

例えば、飲みつづけた人に骨粗しょう症が激増している。日本人にはとくにラクターゼ（乳糖分解酵素）がほとんどない。だから牛乳を飲んでも過剰カルシウムは吸収されず、さまざまな悪さをしたり、排泄されるだけだ。しかし、そんな事実は国民にはいっさい知らされなかった。

それだけではない。牛乳は、ガン、脳卒中、心臓病……日本人の三大死因の原因となっている。かつて日本にはなかったアレルギー、糖尿病、白血病などを激増させていった。

厚生省は、1956年、奇妙なことをおこなう。これら三大疾患に「成人病」という名前を付けたのだ。

「……つまり、それまで日本には、成人病という名称はなかったのです。ところが『成人病』は減るどころか、1970年代には、子どもにまで、この病気が見られるようになって『小児成人病』といわれている」（真弓医師）

この言葉じたいが、あきれ返った表現だ。

「小児成人病」など噴飯ものの造語だ。

そこで厚生省は1996年、めくらましで「成人病」を「生活習慣病」と名称を変えた。

つまり、これら命にかかわる病気は、本人の「悪い生活習慣から起こっている」と責任を患者自身にすりかえたのだ。

第3章

牛乳2倍飲むと、ガンは9倍に増える

――牛乳は史上最悪の〝発ガン〟飲料だ

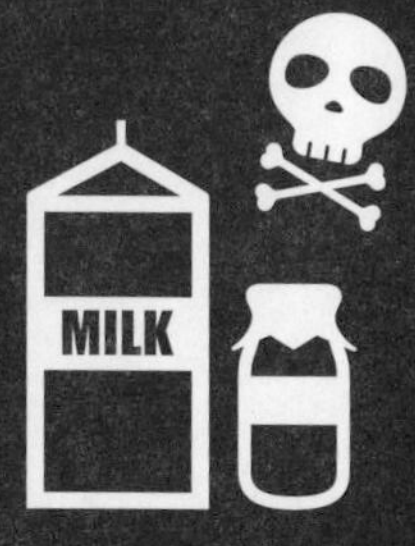

5 発ガン性
――カゼイン（牛乳たんぱく）でガン急増！

「牛乳は史上最悪の発ガン食品だ」

こういっても、だれひとり信じないだろう。なにせ、牛乳は現代栄養学では理想的な栄養価を誇る〝完全栄養〟飲料だと信じられている。

しかし米コーネル大学のコリン・キャンベル博士が行った実験で**牛乳に含まれるたんぱく質の1つである「カゼイン」が史上最悪の発ガン食品**であることが示された。

ネズミの動物実験で、エサに含まれるたんぱく質（カゼイン）の量を10％から20％に増やしたら、爆発的にガン病巣が増えたのだ（図18）。**エサのカゼインを2倍に増やすとガンは9倍に増殖した。**

また**図19**は、牛乳たんぱく（カゼイン）を20％与えた実験ネズミ（A）と、5％与えた群（B）の比較である。AB両群のネズミにさらに強烈発ガン物質「アフラトキシン」を投与して、ガン病巣の成長を観察した。

すると、強力発ガン物質アフラトキシンを350mcgまで投与しても5％のB群はまったく病巣変化はなかった。

これに対して20％のA群は急激にガン病巣を増殖させている。アフラトキシン300mcg投与でA群のガン病巣反応は5まで急増。これに対してB群は変わらず0・2レベル。だから、**エサのカゼインが4倍になるとガンは約25倍も増殖する**ということだ。

これらの実験の結果、次の結論に到達した。

①牛乳たんぱく（カゼイン）が、ガンを促進する

②低たんぱくの食事は、強力な発ガン物質（アフラトキシン）のガン誘発効果を抑えることができる

博士たちは決定的な実験に取り組んだ。それは（図**19**）のAB両群のネズミの経過をみるという実験だ。

その結果、アフラトキシン投与後、20％（カゼイン）たんぱくを与えられたネズミは、すべて肝臓腫瘍で死ぬか、あるいは死にかけていた。これに対して、同量アフラトキシンを投与された5％低たんぱく食ネズミは驚くべきことに、すべて毛並みに光沢があり、活発に動きまわり元気に生きていたのだ。

図18 カゼインによる病巣成長の促進状況

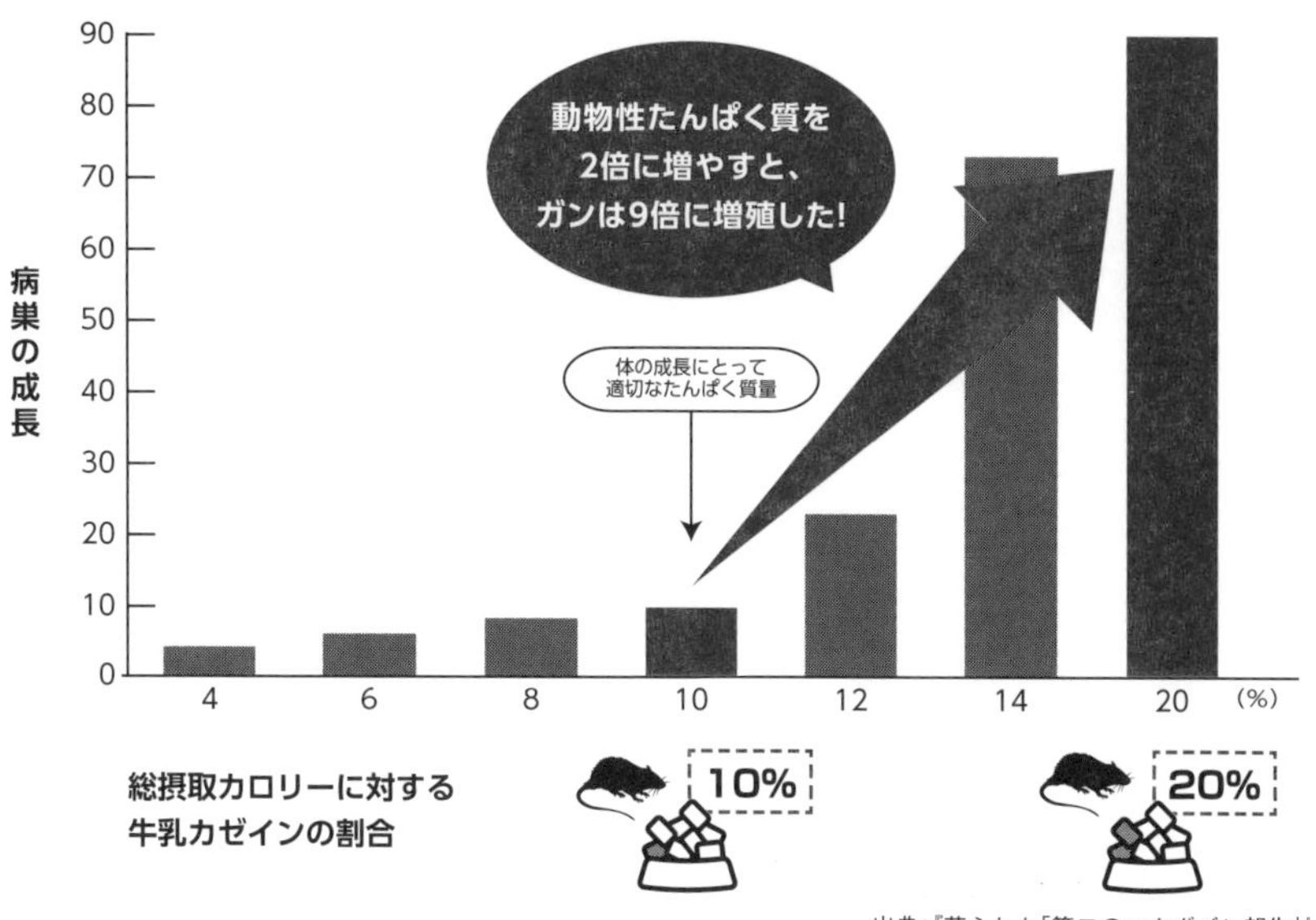

出典：『葬られた「第二のマクガバン報告」』

図19 アフラトキシン（有害な発ガン物質）投与量と病巣反応の関係

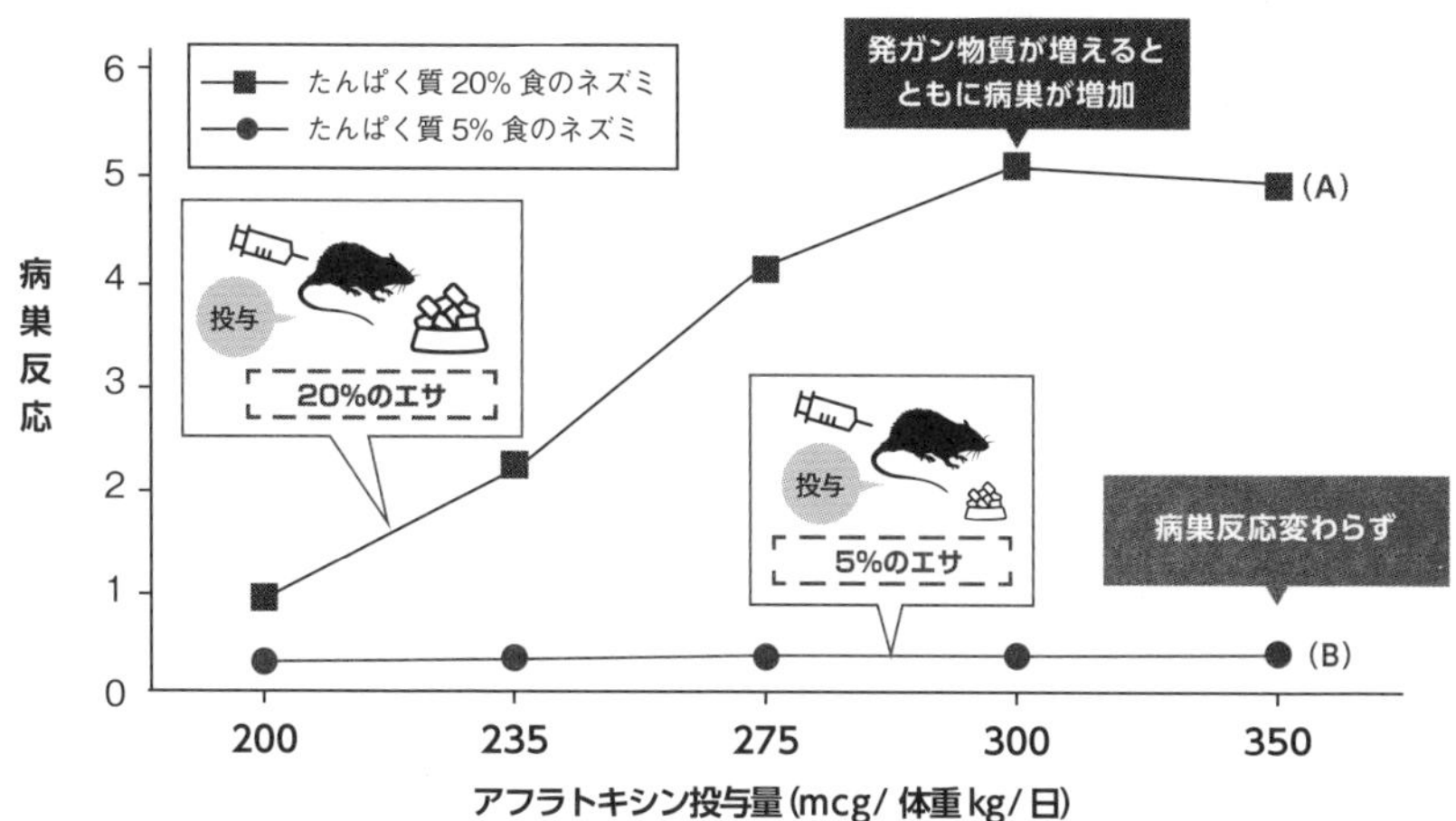

［注］たんぱく質 20% 食のネズミでは、アフラトキシン（発ガン物質）の投与量が増えるとともに、「病巣」が増加。一方、５％食のネズミでは、アフラトキシンの投与量をネズミの最大耐量にまで増やしても、病巣反応に変化は見られなかったことがわかる。

出典：『葬られた「第二のマクガバン報告」』

動物食はガンを増やし、植物食はガンを減らす

キャンベル博士はさらに〝たんぱく質の種類〟にも着目した実験を行った。

牛乳たんぱく（カゼイン）という動物性たんぱく質がガンの促進要因だとわかった次に「植物性たんぱく質も同様にガンを増殖させるのか」を研究した。

答えはノーだった（**図20**）。図で比較したのは、小麦たんぱく（グルテン）を20％与えたネズミである。そのガン病巣成長はカゼイン20％を与えた群の8分の1だった。大豆たんぱくでも同様の結果が得られた。

この〝発見〟について博士はこうふれている。

「大量に摂取しても、ガンの形成・増殖を促進させないタイプのたんぱくも発見した。『安全』なたんぱく質とは小麦や大豆など植物性のものだった」。要するに、

牛乳、肉など動物性たんぱく質には、発ガン性がある。

小麦、豆など植物性たんぱく質には、発ガン性がない。

さらに図内で興味深いのは、カゼイン（動物性たんぱく質）5％投与群は、グルテンたんぱく質（植物性たんぱく質）投与群よりも、ガン増殖が半分であることだ。

一連の結果は「たんぱく質を減らせばガンは縮小、増やせば増大する」ということを示す。動物性たんぱく質も少量なら〝悪さ〟をしないという証しでもある。牛乳はほんの少したしなむのは良いということになる。

博士らは実験でそれを証明した。「高たんぱく食から低たんぱくに替えたネズミは、高たんぱく食を与えられたネズミより『腫瘍の成長』が35％～40％も少なかった」。逆も起こった。「低たんぱく食から、高たんぱく食に替えると『腫瘍成長』が再開した」。

体に悪影響を及ぼす食事とは高カロリー、高たんぱく、高脂肪、高精白、高砂糖の〝五高食〟。まさに先進国の食事だ。これらを〝五低食〟に切り替えると次のように変わる。

(1)ガンは発生・死亡とも20％減らせる

(2)心臓病・脳卒中などは25％減らせる

(3)糖尿病の症状・死亡は50％減らせる

そして結論では「もっとも理想的な食事は、日本の伝統食だ」と結ばれている。

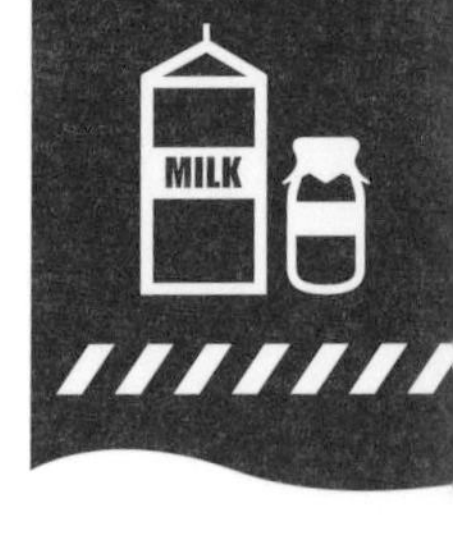

動物性たんぱく質の摂りすぎが、ガンを急増させる

図20 植物性たんぱく質と動物性たんぱく質の比較
（たんぱく質の種類と病巣反応）

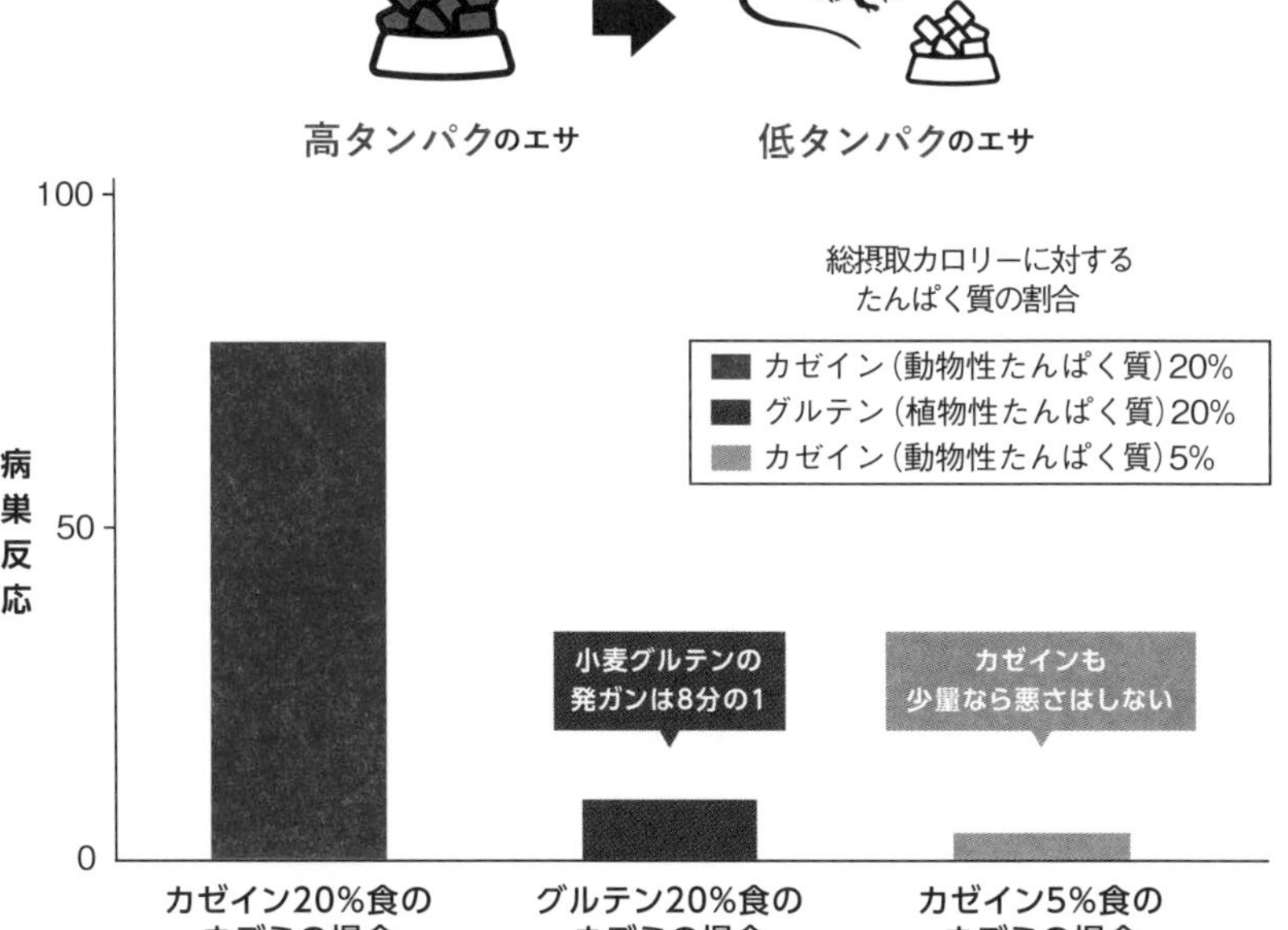

出典:『葬られた「第二のマクガバン報告」』

植物性たんぱく質（グルテン）では、その摂取量がカロリーの20%でも、動物性たんぱく質（カゼイン）20%食のように、ガンの増殖を促進することはほとんどなかったことがわかる。

キャンベル博士が行った実験（図18、19、20）の結果からわかったこと

1. 牛乳たんぱく（カゼイン）は、ガンを促進する
2. 低たんぱくの食事は、ガンを縮小させる
3. 動物性たんぱく質は、ガンを増やす
植物性たんぱく質は、ガンを減らす

6 乳ガン
――女性は牛乳・乳製品で4～5倍発ガン

日本で、乳ガン患者と死者が急激に増えている。死者は1958年～2010年の約50年で2・2倍増。患者は2010年までの35年間で4倍の勢いだ。20歳から40歳までに急激に乳ガンを発症している。

図21は日本女性の「年齢別」の乳ガンの「死亡率」。乳ガン死のピークは55歳だ。若いときに発症した人がこの世代で死亡している。

結論から述べると、乳ガン原因ははっきりしている。**牛乳、乳製品、それと肉食だ。欧米の先進栄養学ではMEC（M：ミルク、E：エッグ、C：チーズ）の害が大きな問題**となっている。

乳ガンと子宮ガンは、MEC食品と肉食が引きがねになっているといわれている。

世界42か国で子宮ガンの患者は生涯を通じて、牛乳、チーズ、肉、卵という動物食を多量に食べていた。集計値を解析すると、子宮ガン発症にもっともかかわっていた食べ物は「牛乳とチーズ」だという。

だから、乳ガンや子宮ガンで死にたくなかったら、今すぐ牛乳を豆乳にしなさい。好きなチーズは豆腐にすることだ。熱々ピザもできるだけガマン。さらに、お肉もひかえて、ベジタリアンになりましょう。それで乳ガンの恐怖は、ほとんど消える。

図22は、乳製品消費量と乳ガン発生率の比較。1日あたり**乳製品を多く食べる国民ほど、乳ガンにかかっている**。消費量の多いのはオランダ、スウェーデンなど北欧諸国。北欧諸国の1人当たり1日消費量は800～900g強。たとえば1日800g超の乳製品をとっているオランダ人の乳ガン発生率は90人弱（人口10万人対）。ほぼ摂取量ゼロの中国は22～23人（同）でオランダ人は約4倍だ。乳製品の消費ゼロといってよい韓国、タイの乳ガン患者はオランダの5分の1である。

要するに牛乳やチーズ、ヨーグルトなど乳製品は、乳ガンリスクを確実に4～5倍高めるといえる。

欧米とアジアでも乳ガン発症率におどろくほど大差がある（**図23**）。これはまさに乳製品消費の差が、そのまま乳ガン悲劇の差になっている。

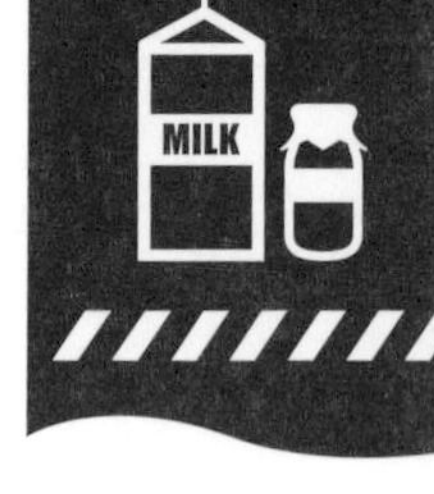

牛乳、チーズ好きは乳ガンリスクが急増

図21 年齢階級別乳ガン死亡率の推移

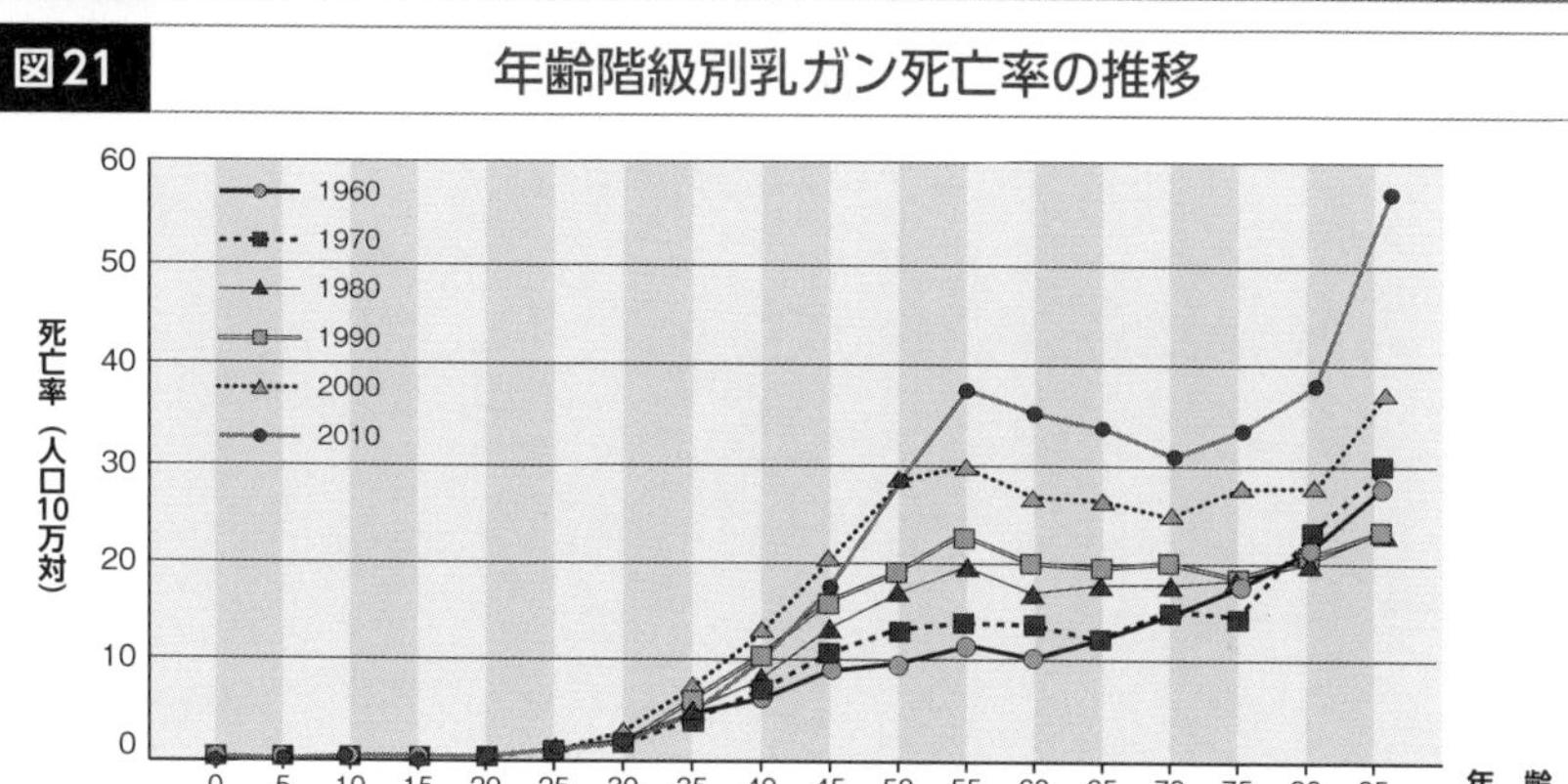

出典：『牛乳は子どもによくない』

図22 乳製品の消費量と乳ガンの発生率

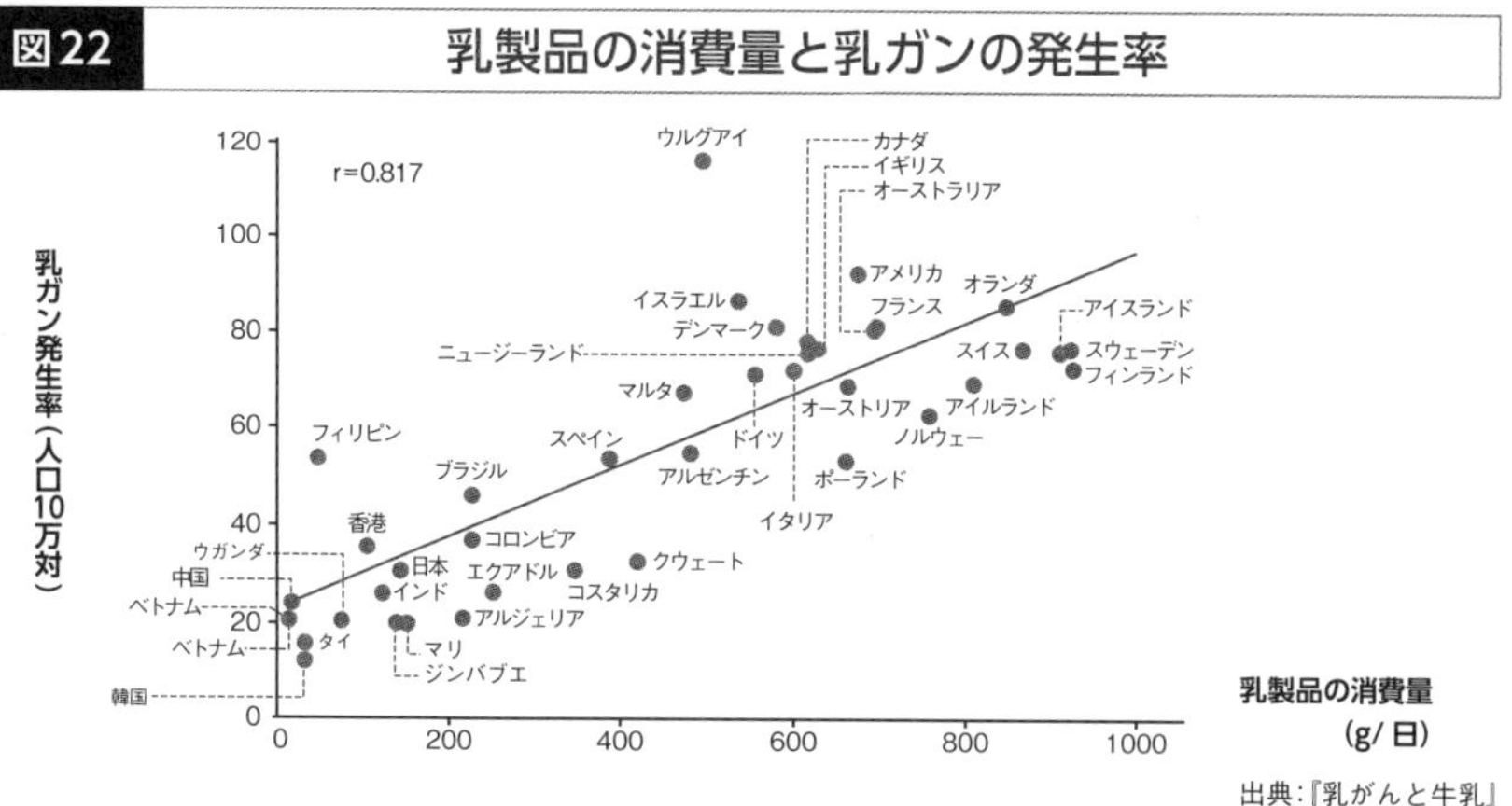

出典：『乳がんと牛乳』

図23 酪農国は乳ガン多発、アジアと大差

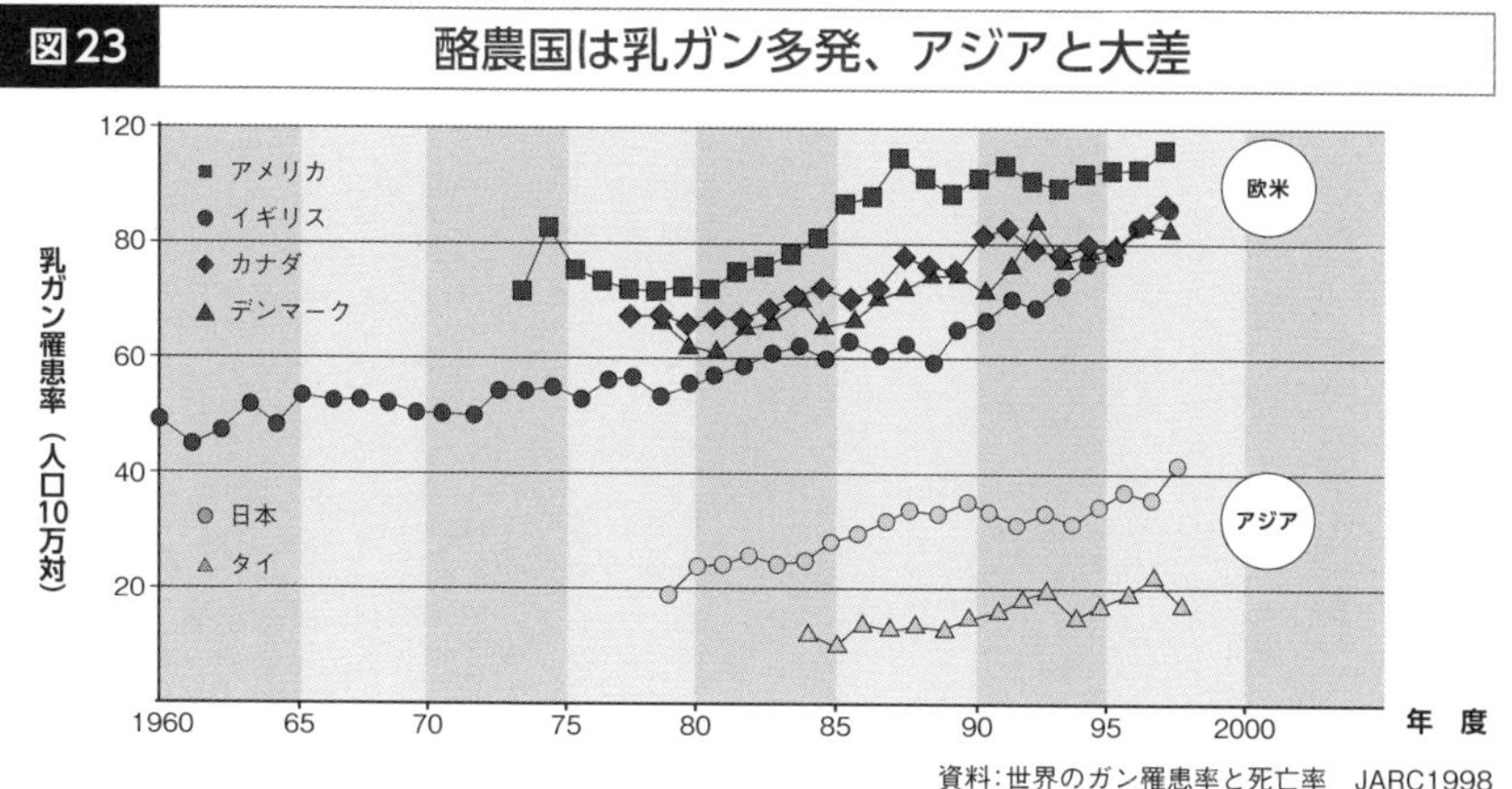

資料：世界のガン罹患率と死亡率　JARC1998

成長の早い女子ほど乳ガンの危険は高まる

20～40代の日本女性に突然、爆発的に乳ガンが発症している。佐藤章夫博士は**乳ガンの芽はすでに青春期に生まれている**という。

「この時期は、乳腺細胞が猛烈な勢いで分裂・増殖する。細胞分裂はDNAの複製であるから、急激に分裂増殖するときには、DNAの変異（複製の誤り）が起こりやすい。つまり、思春期に摂取した乳・乳製品が乳腺細胞の分裂増殖を刺激するために、乳ガン（の芽）の発生を促すものと思われる。また、思春期に乳房が大きくなるのは、本来、内因性のIGF-1（成長ホルモン）と女性ホルモンが乳腺細胞の分裂・増殖を刺激するからである。しかし、牛乳や乳製品など外因性の成長ホルモン、女性ホルモンも、乳腺細胞の分裂・増殖を助長する。それらは、すでにできている乳ガン細胞の分裂・増殖を刺激して、乳ガンの発生をうながす」

山田豊文氏は、牛乳中のホルモン類が乳ガンを招くと警鐘している。「牛乳には、子ウシの発達に必要な成長ホルモンや、成長促進に関連するホルモン様物質が高濃度で含まれている。さらに搾乳量を増やすため人工的成長ホルモンも投与されている。牛乳を飲めば、これらホルモン類が体内にとりこまれ、成長ホルモンや女性ホルモン作用をする。牛乳が女性ホルモン系のガン（前立腺ガン、乳ガン、卵巣ガンなど）の発症リスクを高めるという研究報告は、海外ではいくつも出されている」（**図24**）。

ところが、日本政府は保健所、母子手帳による粉ミルク指導や学校給食で子どもたちに牛乳を強制している。政府が給食で全生徒に牛乳を強制した理由は「体格向上」だった。佐藤博士は「思春期の身長と乳ガン発症率には、深い関係がある」と警告する。**図25**は、下の折れ線グラフが1948～74年の14歳女子の平均身長。上の折れ線グラフはそれから30年後（44歳）の乳ガン罹患率だ。

14歳の身長と30年後の乳ガン罹患率の関係でわかることは、思春期に女の子の**身長が高くなるほど、数十年後に乳ガン発生が多くなる**ことだ。実際欧米の研究では、思春期にほっそりと背が高い女の子は、将来、乳ガンになる確率の高いことが知られている。

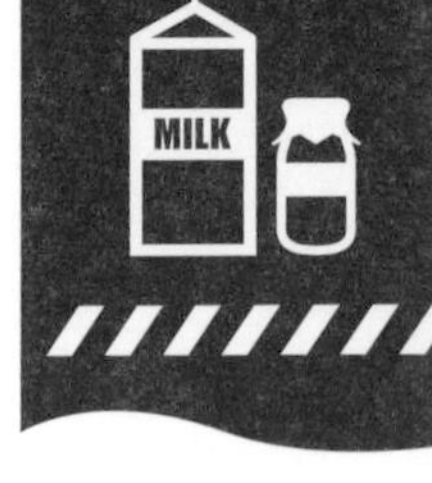

図24 牛乳の各種ホルモンが乳ガンを生み出す

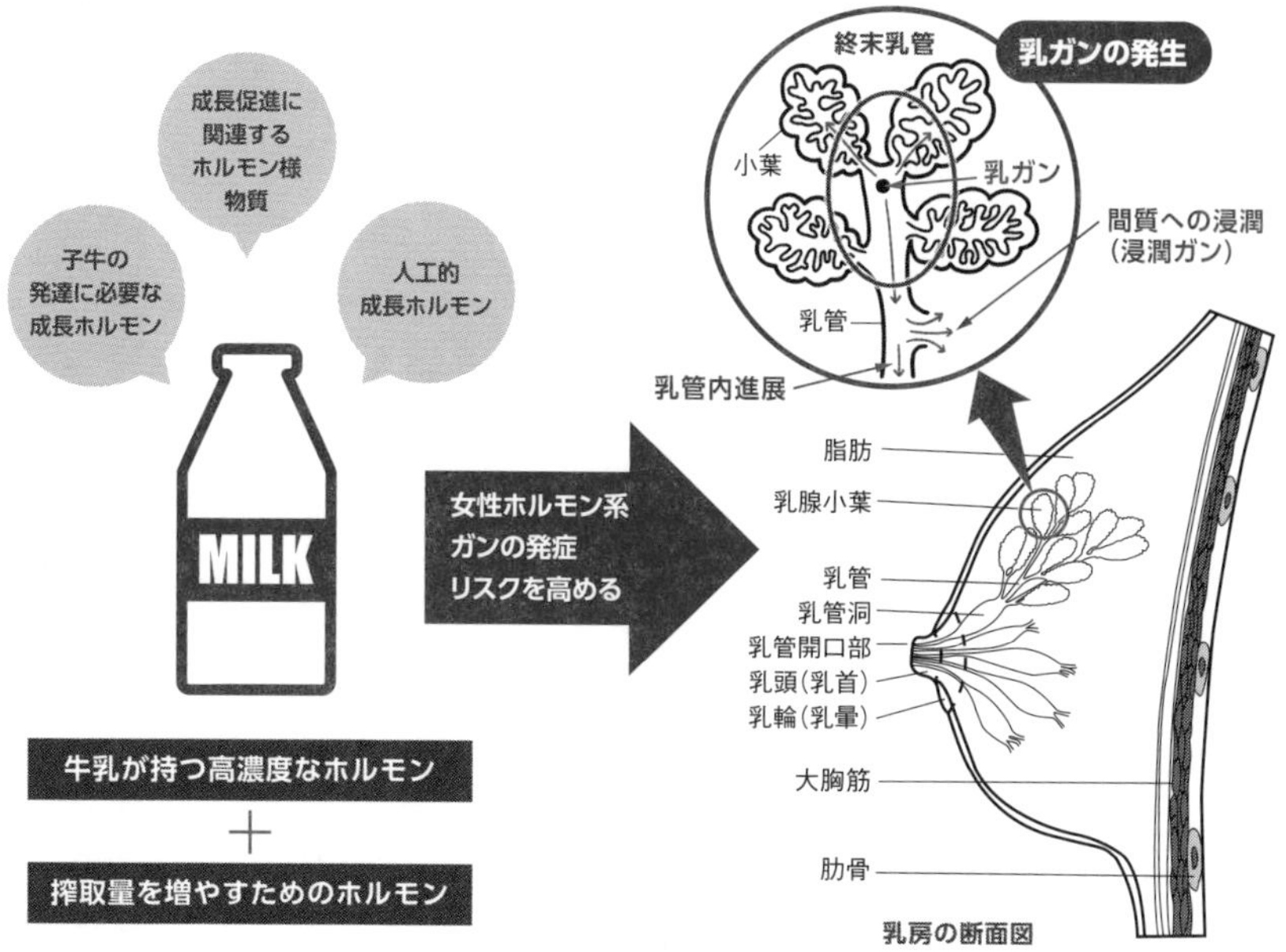

図25 思春期14歳の身長と30年後の乳ガン

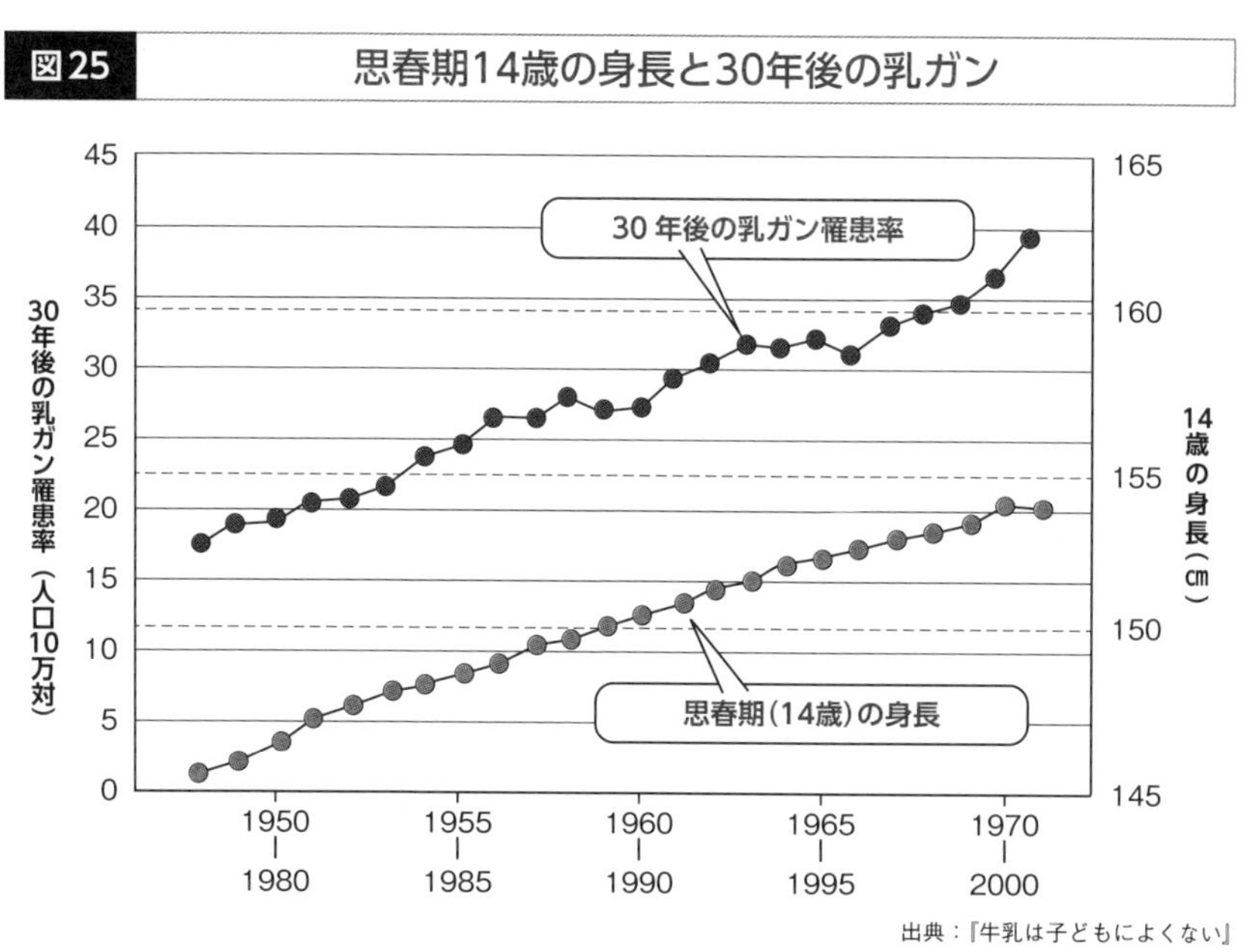

出典：『牛乳は子どもによくない』

乳ガン予防には大豆！

動物性脂肪を多く食べる国ほど、乳ガン死亡率が増えている。摂取量と死亡率には、みごとな相関がある（図26）。肉には動物性脂肪が必ず含まれている。だからこれは肉食と乳ガン死亡率の相関関係もあらわしている。

実際、乳ガンと前立腺ガンの死亡率は、英国より中国や日本のほうが非常に低い。

中国では、乳ガンがおどろくほど少ない。中国全体の乳ガン死亡率は1万人に1人だった。この死亡率は、多くの西欧諸国における10人に1人という数字にくらべて極めて低い。また死亡率ではなく発生率をみると、中国の啓東市の女性は10万人のうち11人しか乳ガンにならない。前立腺ガンの発生率は、さらに低く10万人中わずか0・5人である！　しかし中国でも、都会（上海、天津）の乳ガン発生率は地方（啓東）の2倍となる。その理由は食事だ。大都会、上海ではイギリスの食事もとり入れられるため、その食事の影響が大きいといえる。

中国人は、米国人より大量にカロリー摂取しているのに、米国にくらべて肥満ははるかに少ない。中国人は活動量が多いからだ。さらに食事内容がまるでちがう。総カロリーに占める脂肪の割合はわずか14％。西洋人の36％にくらべて圧倒的に少ない。

中国人の食事は、ほとんど炭水化物で占められている。特に、彼らがたくさん食べるのは大豆だ。**大豆に含まれている成分が女性を乳ガンから守っているという説**は有力だと考える。大豆は数千年以上、中国人のたんぱく源だった。大豆から、つくられる食品は、豆乳、豆腐、しょう油など、種類が非常に多い。大豆が発芽したモヤシを食べることもある。大豆は、いまや世界中の食材のなかで、**「もっとも抗ガン作用が強い食品」としてアメリカ政府も公認、推奨している**（図27）。

むろん大豆は、乳ガンも防ぐ。だから牛乳から豆乳へいますぐシフトすべきだ。大豆には乳ガンを独自に予防する成分も確認されている。さらに豆科植物に含まれるイソフラボンは強力な抗酸化作用がある。ガンは酸性体質で発症する。よって、この成分は強力な抗ガン作用を発揮する。

肉食系にも乳ガンリスク

図26 動物性脂肪を多くとるほど乳ガン死多発

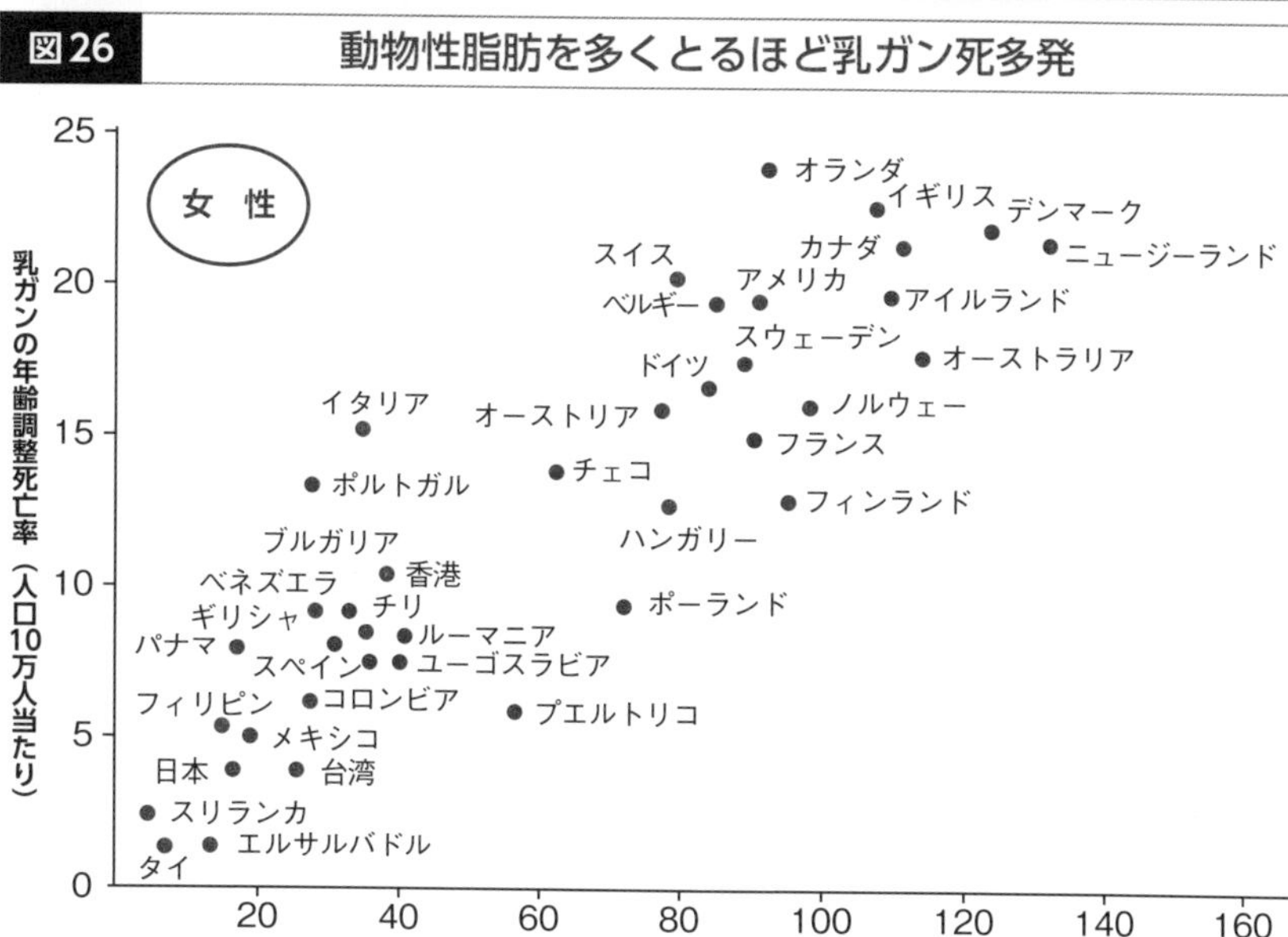

出典：『葬られた「マクガバン報告」（下）』

図27 米政府も絶賛！　大豆はベストワンの抗ガン食

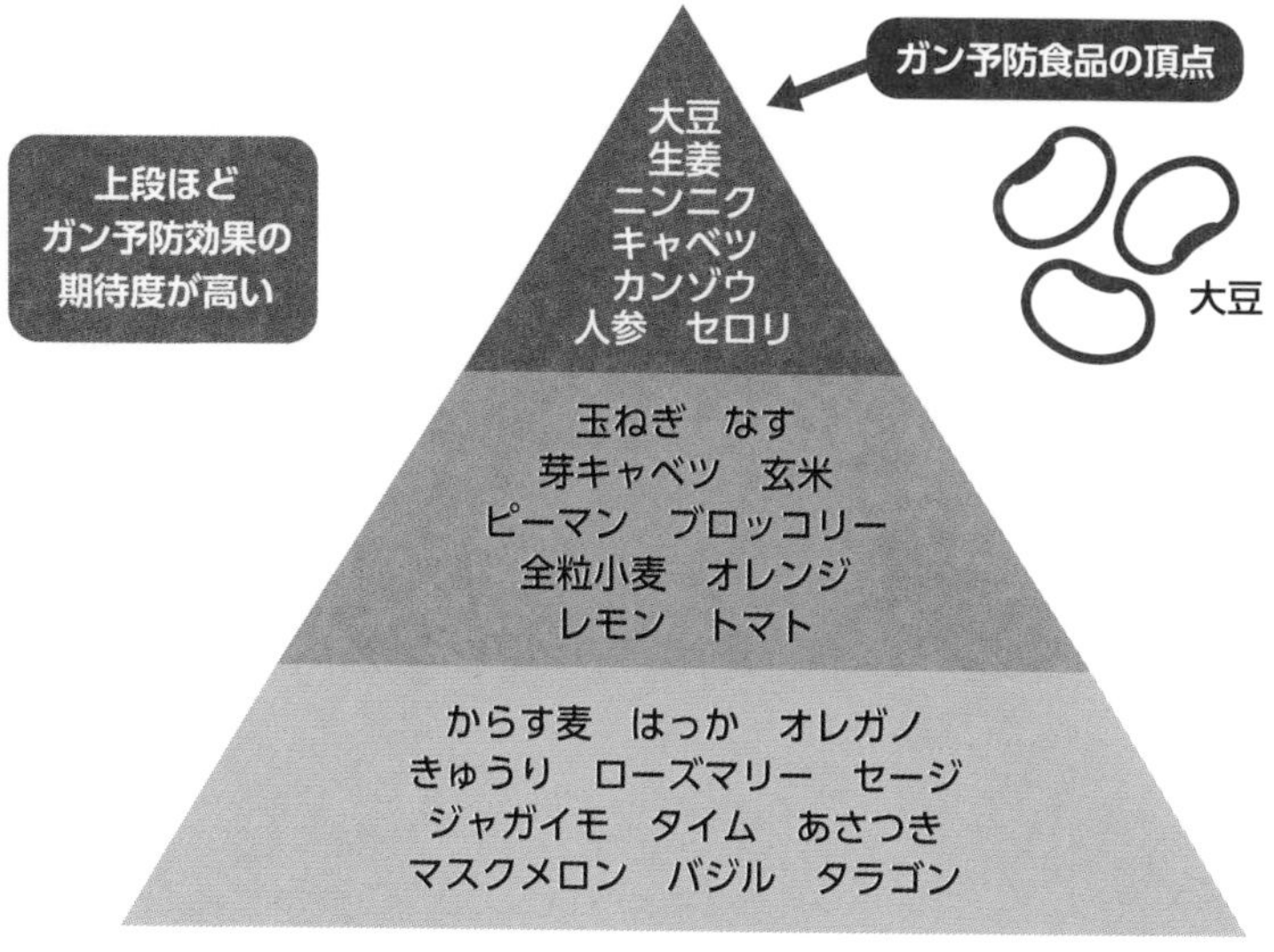

上段ほど
ガン予防効果の
期待度が高い

ガン予防食品の頂点

大豆
生姜
ニンニク
キャベツ
カンゾウ
人参　セロリ

大豆

玉ねぎ　なす
芽キャベツ　玄米
ピーマン　ブロッコリー
全粒小麦　オレンジ
レモン　トマト

からす麦　はっか　オレガノ
きゅうり　ローズマリー　セージ
ジャガイモ　タイム　あさつき
マスクメロン　バジル　タラゴン

アメリカ国立ガン研究所発表「ガン予防の期待できる食品ピラミッド」から抜粋

7 前立腺ガン
——肉食、乳製品好き男性に急増

女性に乳ガンが急増しているのと同様に、男性の前立腺ガンが急増している（**図28**）。

1995年は1万8000人だった患者数がロケットのように右肩上がりで急増し、肝ガン、大腸ガン、肺ガンを抜き、2020年から24年には10万5000人以上（年平均）の男性が前立腺ガンになり、胃ガンを抜くと予測されている。

その爆発的増加の原因はズバリ**爆発的に肉を食べているから**だ。さらに**牛乳や乳製品を多量にとっているから**だ。

図29は、乳製品消費量の日米比較。平均的な日本人とアメリカ人の間には、乳ガン・前立腺ガンの発生率にはっきりとした差がある。

なぜ、アメリカは乳ガン、前立腺ガンが日本に比べて圧倒的に多いのか？　このちがいは、人種の差によるものではない。アメリカに移住した日本人の乳ガン発生率は、三世になるとアメリカ人の発生率に近づく。

乳ガン・前立腺ガンが、アメリカに多く日本に少ない現象を矛盾なく説明できるのは、やはり食べているものだ。肉食、牛乳、乳製品漬けのアメリカ型食生活は、じつにリスキーだ。乳製品摂取量の多いアメリカのような国では、ほとんどすべての人が、かなりの量の乳製品を食べている。アメリカ人の一日当たりの乳製品平均消費量は700g。日本人の200gにくらべると、約3・5倍と圧倒的に多い。

だから日本人とくらべて、アメリカ女性は乳ガンになりやすく、男性は前立腺ガンになりやすい。

牛乳、乳製品が、前立腺ガンを多発させるメカニズムは、女性の成長期の乳ガンと同じだ。

成長期に外部から過剰なホルモンが体内に侵入することで、前立腺ガンの芽が形成される。

よく親は「成長期だから、牛乳をたっぷり飲みなさい」と子どもにすすめる。

しかし成長期だからこそ、乳・乳製品は徹底してひかえなければならない。それは将来、その子の乳ガンや前立腺ガンの芽を育ててしまうからだ。日本人の前立腺ガン増加は、女性の乳ガン増加とみごとに重なる。

図28　ガン罹患者数の将来予測

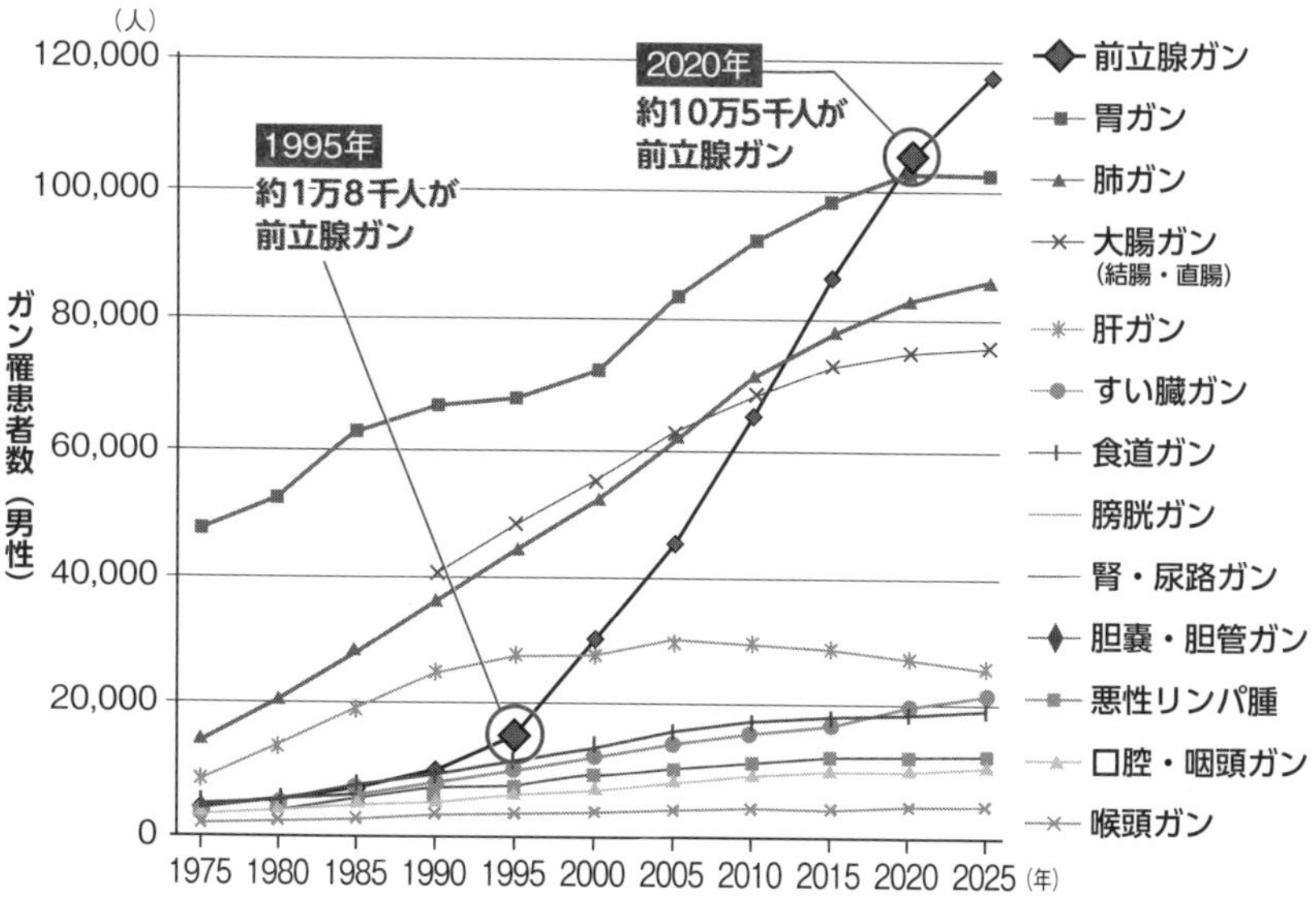

出典：大島明ほか（編）『がん・統計白書』、篠原出版新社、2012年

図29　乳製品消費量の日米比較

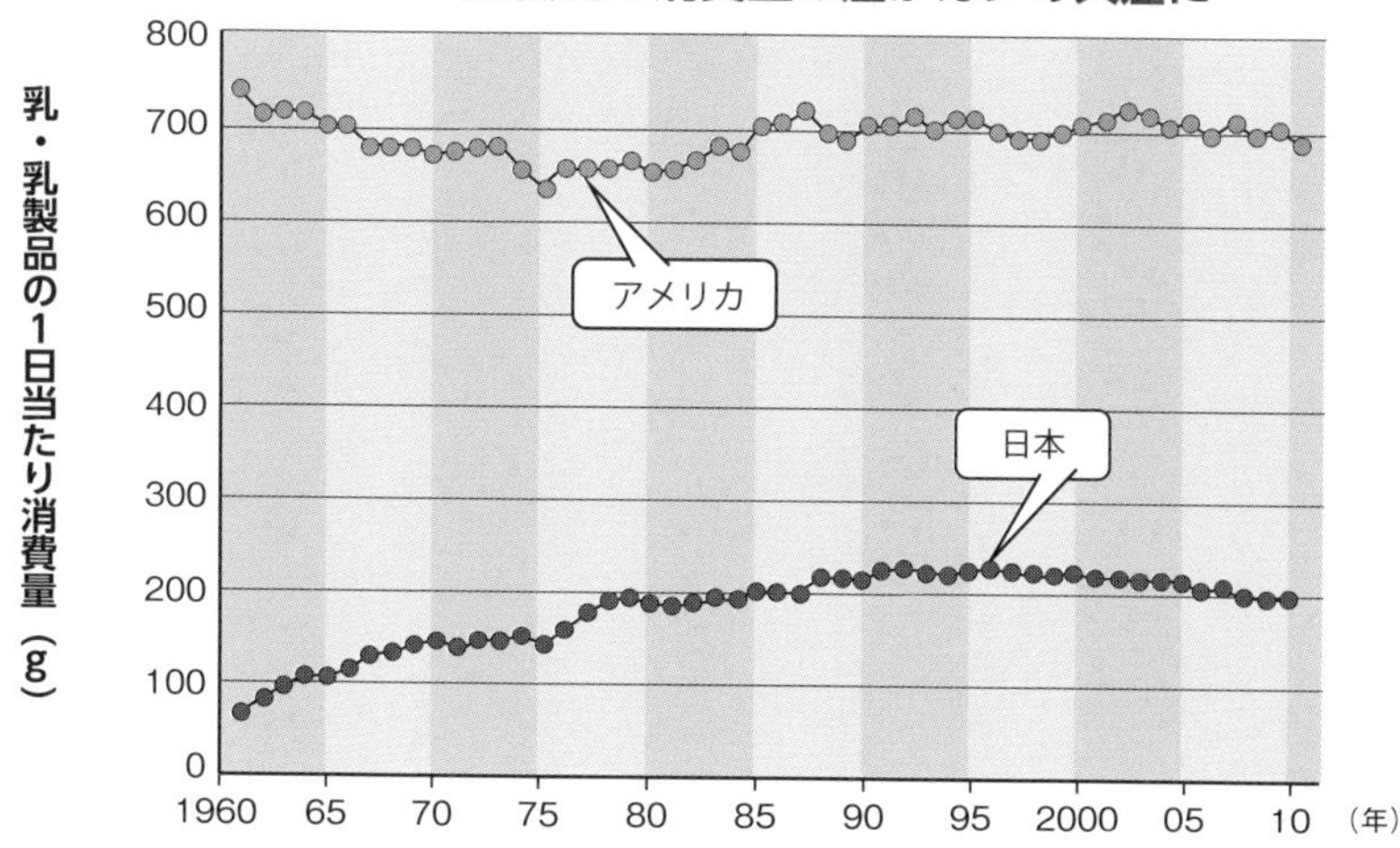

❽ 精巣・卵巣ガン
――チーズを多く食べると精巣ガンは23倍！

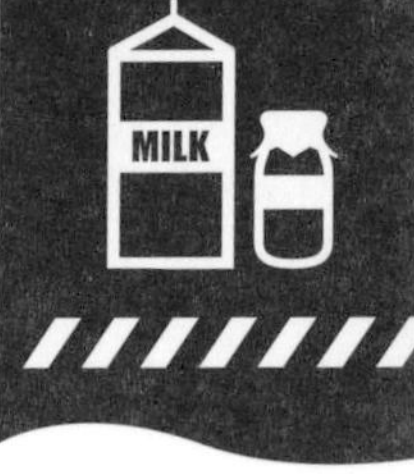

精巣・卵巣ガンも、乳ガンや前立腺ガンと同様だ。

思春期には、男性は前立腺と精巣、女性は乳房や卵巣が急激に成長する。このとき、男性ホルモンや女性ホルモンが分泌され、精巣や卵巣、乳房の細胞は激しく分裂、増殖をくり返す。

だがこの時期に、外部から余計で過剰なホルモンが侵入すると精巣や卵巣の増殖が混乱させられる。

これが〝ガンの芽〟となって成人した後に乳ガンや前立腺ガンを形成するのだ。

図30は、チーズを食べると精巣ガンが約20倍以上激増することを証明している。一目見て、チーズを食べる国、食べない国に、大きなバラつきがあることがわかる。もっとも精巣ガンが多いのがスイス。毎日23グラムのチーズを食べているスイスでは、10万人当たり23人が精巣ガンを発症している。

デンマーク、ドイツもほぼ同じ。一目で北欧諸国がチーズ多消費で、精巣ガンも多発していることがわかる。

もっともチーズ消費が少ないのは日本と香港で、精巣ガンもほとんどゼロ！　最少の香港の精巣ガンは約１人。最多スイスと比較すると、スイスはなんと香港の23倍も精巣ガンの犠牲になっている。乳ガンの国際比較とほとんど同じだ。

チーズで精巣ガンが激増するという結果を信じられない人も多いだろう。牛乳とちがってチーズは発酵食品で、乳酸菌など微生物のはたらきもあることから、健康食品そのものだと思っているかもしれない。

けれど実は、**発酵食品は猛発ガン物質カゼインを濃縮しているからチーズは牛乳よりもタチが悪い**。

ヨーグルトも同じだ。その上、**チーズを焼くと「糖化物：AGE」が加わる**。このＡＧＥは「終末糖化産物」と呼ばれ、人体に有害で老化の原因でもあることが確認されている。糖尿病、アテローム動脈硬化症、慢性腎不全、アルツハイマー認知症などの変性疾患を悪化させるといわれる（**図31**）。また慢性炎症の引き金となると指摘されている。そのためピザやフォンデュは、チーズの毒性をさらに上乗せする最悪の食べ物といえるだろう。

チーズ好きの北欧諸国に精巣ガンが多発

図30 チーズ消費量と精巣ガン発生率

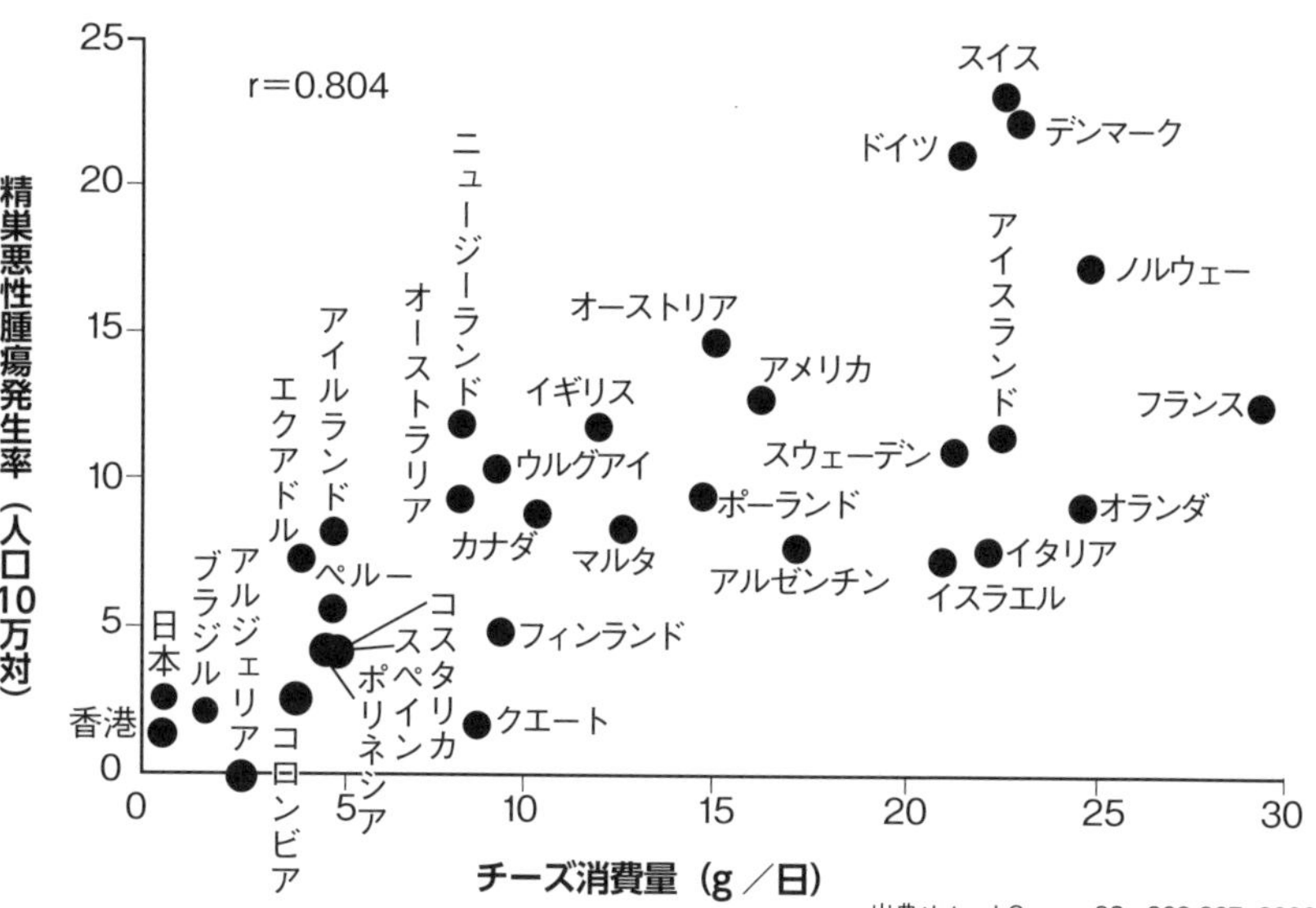

出典：Inter J Cancer 98 : 262-267, 2002

図31 体内でAGEが増えると老化現象や不調につながる

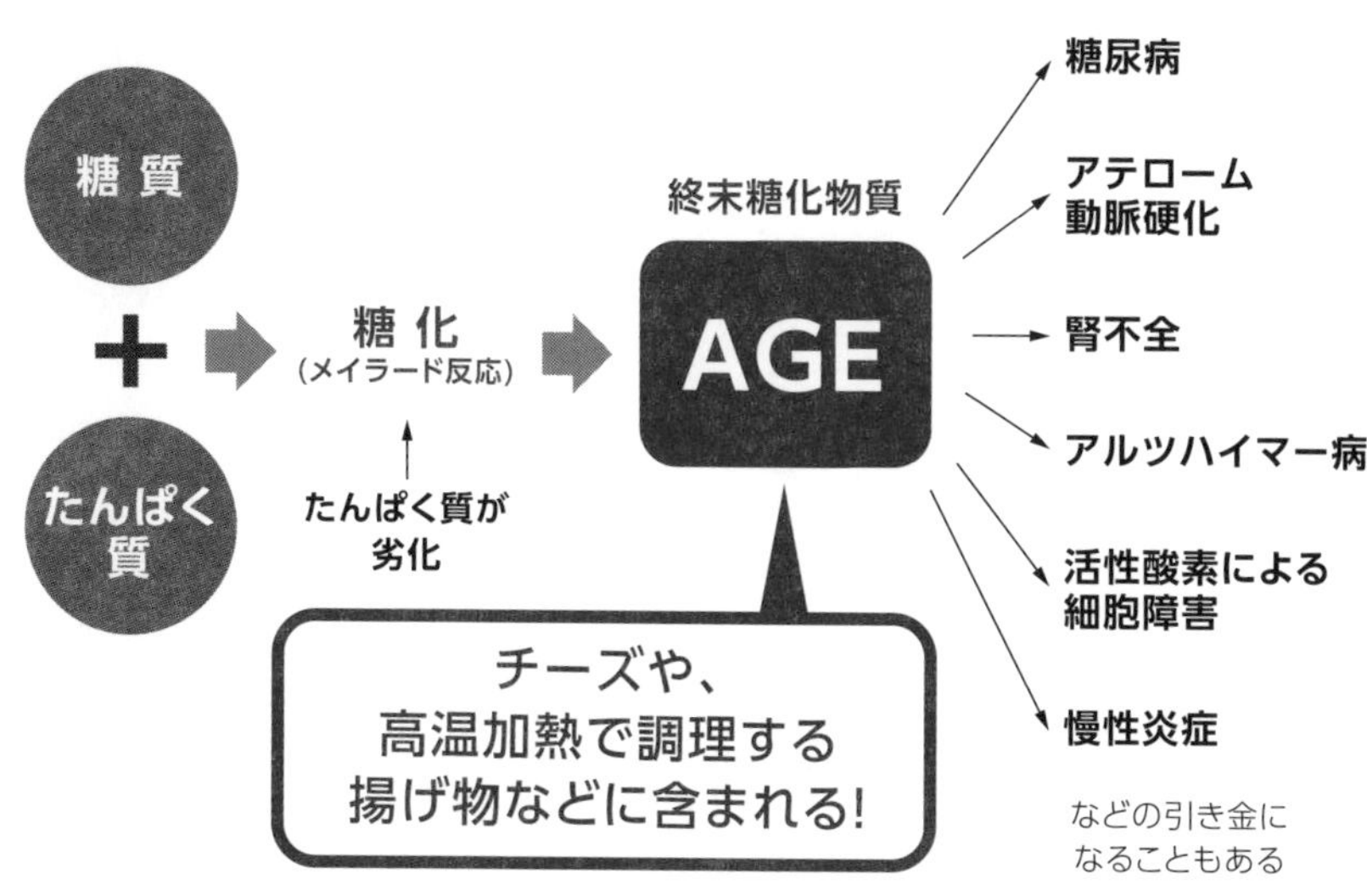

米国産牛肉・牛乳は発ガン成長ホルモン漬け

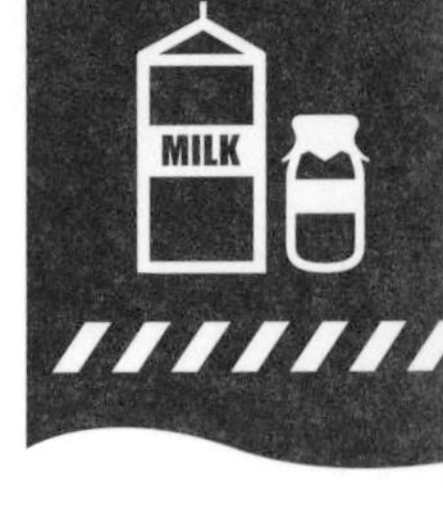

精巣ガン発生に悪さをするのは、牛乳に含まれるタンパク質のひとつであるカゼインだけではない。

原料牛乳には他にも発ガン物質が含まれている。女性ホルモン（エチニール・エストラジオールなど）、成長ホルモンだ。これらの性ホルモンは人のホルモン系をかく乱して、ガンや発達障害など引き起こす。だから男性の精巣ガンと同様に女性の卵巣ガンも発症する。

とくに危険なのは、アメリカ産牛乳や牛肉だ。

なぜアメリカ産が危険なのか？

遺伝子組み替え技術で生産した成長ホルモンを乳牛に投与しているからだ。成長ホルモンを多く投与するねらいは搾乳量を飛躍的にのばすためだ。急速に成長させ生産コストを安くするために、食肉牛にも投与されている。

このように大量に生産された牛乳や牛肉には、有害で発ガン性のある人工成長ホルモンが大量に残留している。

そのためＥＵ（ヨーロッパ連合）では、アメリカ産牛肉は輸入が禁止されている。ＥＵは１９８８年に、人工成長ホルモン（ｒＢＧＨ）の家畜への投与を全面禁止。使用牛肉も輸入禁止しているのだ。

しかし日本は、その成長ホルモン過多なアメリカ産牛肉と牛乳を輸入し続けている。

北海道大学でのアメリカ産牛肉の調査で衝撃的結果が出ている。**アメリカの牛肉に残留していた成長ホルモンは和牛の６００倍にも達していた**。北大は、アメリカ産牛肉が輸入解禁になって20年間で日本人の乳ガン、子宮ガン、卵巣ガン、精巣ガン、前立腺ガンなどホルモン原因のガンが、平均で約5倍も急増している現実を指摘している。

日本人に乳ガンなどホルモン依存性ガンが増えたのは、ホルモン漬けの米国産牛肉が増えたことが一因だ。

さらにアメリカ産の牛乳は危険だ。

牛乳は雌牛の体液だから、とうぜん女性ホルモンを含む。妊娠後期の牛から搾乳された牛乳中の女性ホルモン濃度はケタ外れだ。

「感受性の強い思春期の子どもに、このような牛乳を飲ませてはいけない！」。専門家はきびしく批判する（図32）。

図32 成長期に外部から過剰なホルモンが体内に侵入するリスク

思春期
成長ホルモン&女性／男性ホルモンが活発になる
女性
乳腺細胞など
男性
前立腺細胞など
急激に分裂・増殖!
このとき、DNAの
変異（複製の誤り）が起こりやすく、
ホルモン系ガンの芽がつくられやすい
（乳ガン、子宮ガン、卵巣ガン、
前立腺ガン、精巣ガンなど）
牛乳、乳製品、食肉牛に
含まれるホルモンが、
ガン発生を促す一因となる!
YOGURT
MILK

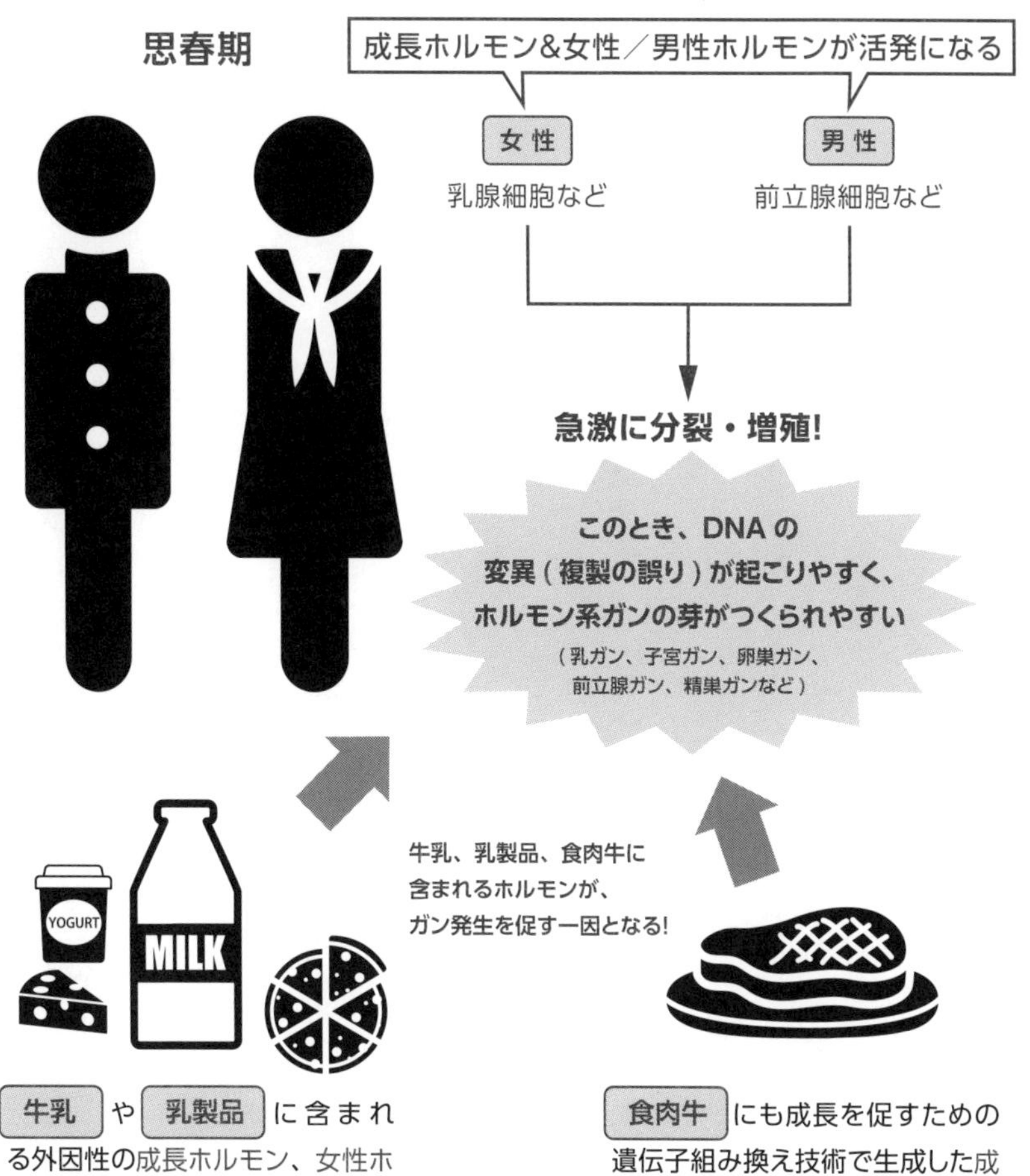

牛乳 や 乳製品 に含まれる外因性の成長ホルモン、女性ホルモンなどの性ホルモンは、人のホルモン系をかく乱して、思春期の細胞分裂・増殖を助長。

食肉牛 にも成長を促すための遺伝子組み換え技術で生成した成長ホルモンが投与されている。

アメリカ産牛肉は、和牛に比べて、残留成長ホルモンが **600 倍**あるという研究結果も出ている。

アメリカ産は特に危険！

9 白血病
――牛乳・チーズ好きほど、白血病になる

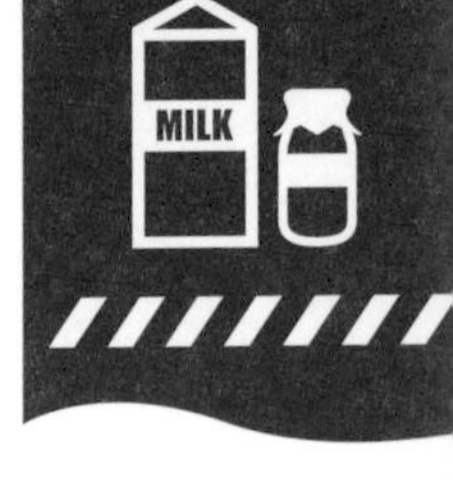

総合すると、**牛など家畜の白血病ウイルスが、作業現場で牛に接触した人に感染して、白血病を発病させている可能性が高い。**

しかし、要因はウイルスだけではない。

白血病のひとつの原因は、極端なストレス、過労だ。ストレス過多なときは白血球も病んで減少している。そのため体は健全な白血球を増やすために発熱する。しかしその発熱を医者が強力な解熱剤や抗生物質を大量投与して抑えるため、白血病は〝治らない〟。その意味で白血病は一種の医原病なのだ。

また、牛乳を消化するとき、体液は酸性（アシドーシス）にかたむく。これが白血病症状を生み出すともいえる。

森下博士は「牛乳を飲むと、白血病や腫瘍、ポリープを増やす」と警告（図33）。牛乳を1日コップ2杯（360㎖）飲むことで、飲まないグループにゼロだった白血病が6・4％も発病している。さらに、腫瘍・ポリープの発症率は20・7％。これは「飲まない」群の3倍強。また、腫瘍性も牛乳群は、不飲群の1・56倍発症する。

「**牛乳は、小児白血病などの発症要因になっている**」

このように警告する論文が多数存在する。

1日牛乳6本（1・2リットル）以上飲むと、白血病になる確率が64％増加する。1日コップ3杯以上で前立腺ガンになる確率が2・5倍になる（『正食』1998年8月号）。さらに、森下敬一博士は「牛乳には白血病ウイルスが存在します。さらに牛乳に白砂糖を加えると、白血病が圧倒的に増加します」という。

実際に「牧畜、と畜、皮革業の人は、白血病になる確率が高い」というポーランドの研究報告がある。さらに、米ミネソタ州の調査や米中西部ネブラスカ州の研究論文で、家畜からのウイルス感染が強く疑われている。米中西部ネブラスカ州の研究論文では「常に牛と接している人は、白血病で死ぬ危険率が2倍だった」という。つまり牛乳を飲んで白血病になる原因の1つは家畜からのウイルス感染のようだ。その証拠に「牛の白血病ウイルスが、培養ヒト細胞内でも生存・増殖することを確認した」という論文もある。

図33　牛乳を飲む人ほど、白血病、腫瘍が増える！

0杯／日

腫瘍性	29.4%
非腫瘍性	70.6%

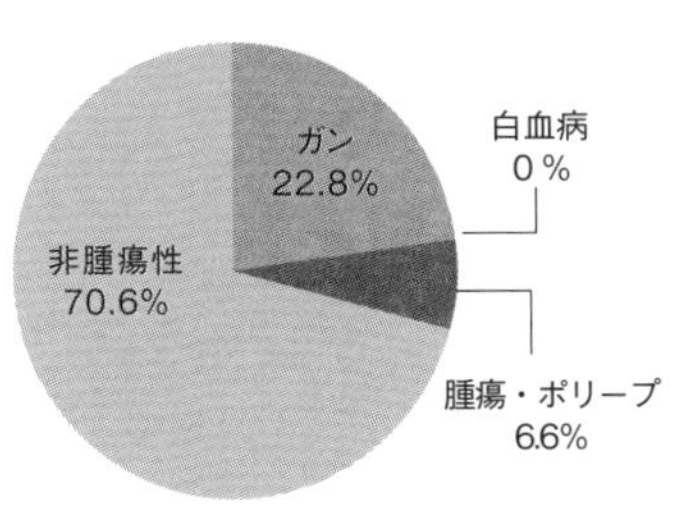

2杯／日

腫瘍性	45.9%
非腫瘍性	54.1%

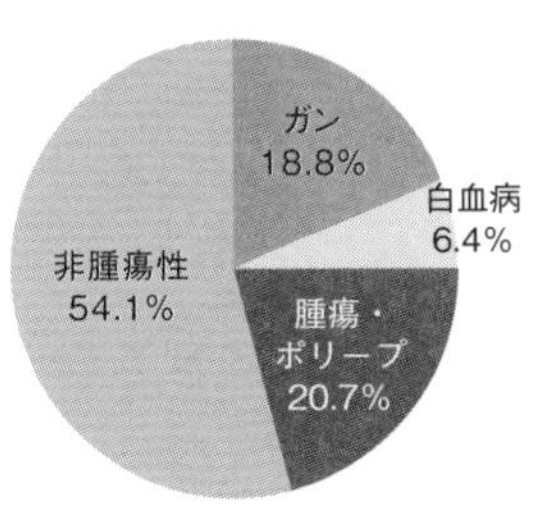

出典：K.Morishita

白血病の原因の1つは、牛!?

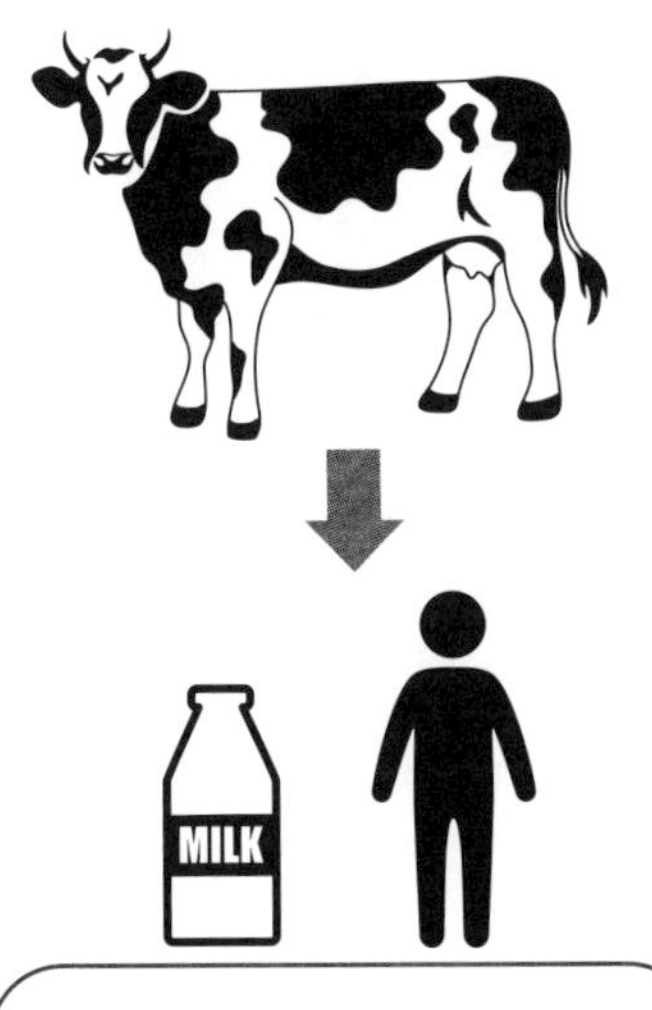

牛の白血病ウイルスが
人に感染している

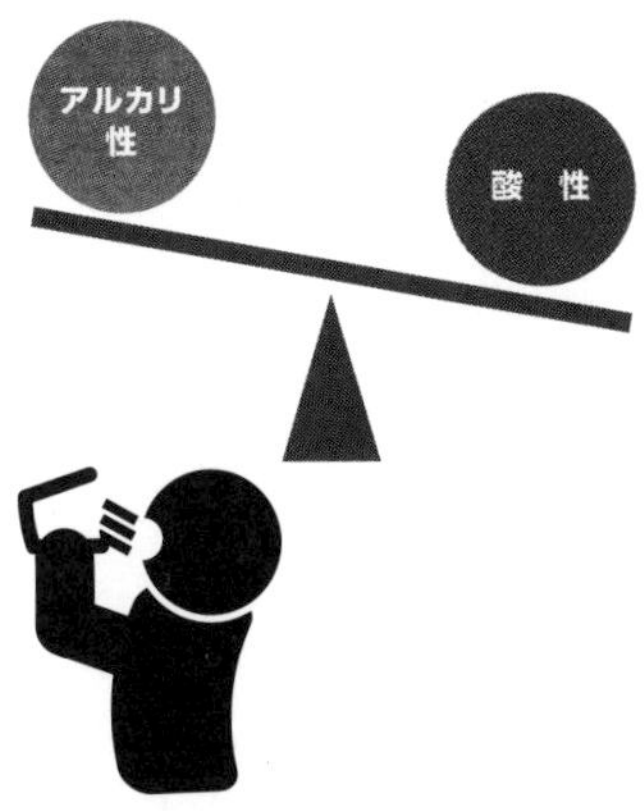

牛乳を体内で消化するとき
体液が酸性（アシドーシス）に
かたむくことで
白血病を患いやすくなる

Column

いま、世界で爆発的にビーガンが急増中

現在、世界でビーガン（完全菜食者）が爆発的に増えている。ビーガンは乳製品も卵も動物食も、いっさい口にしない。

それだけ血液はクリーンに浄化され、自然が与えてくれた理想の体質になれるのである。

「欧米の先進栄養学では〝MECの害〟が大きな問題になっています」（鶴見医師）

MECとは、ミルク（M）、エッグ（E）、チーズ（C）のこと。とくに、チーズは盲点。これから、大問題になるという。

完全ベジタリアンのビーガンは、これらをいっさい食べない。

それに対して〝オボ・ベジタリアン〟は卵は食べる。〝ラクト・ベジタリアン〟は乳製品は食べる。ちなみに肉をあまり食べないが、魚を食べる菜食中心は〝セミ・ベジタリアン〟と呼ばれる。

日本の伝統食は、まさにセミ・ベジタリアンの食事だったのだ。

このようにベジタリアンにも〝ランク〟がある。菜食者のなかでも、ビーガンは、あまりに禁欲的といわれてきた。しかし今、それが世界的な大ブームとなっているのだ。地球文明そのものの地殻変動を感じる。

鶴見先生がいうには、「笑ってしまうのは、2018年8月、カリフォルニア州の州法が改正され9月に成立しました。『州内の刑務所では給食メニューに、必ずビーガン食を出すべし』という内容なんですよ。さらに、同州のレストランなどでもビーガン料理義務化も、法律で決まりました。ここまで、世界のビーガン化は進んでいる。遅れているのは日本だけです」。

ハリウッド俳優たちは、とっくにビーガンだらけ。男優でも、トム・クルーズを筆頭に、ジョニー・デップ、ブラッド・ピットなどなど、あげていたらキリがない。欧米セレブでは、ビーガン、ヨガ、瞑想は、まさに健康志向の三点セット。それが一般市民のあいだにも広まり、爆発的な社会現象となっているのである。

第4章

牛乳飲むほど骨が折れ、血管詰まり、あの世いき

——骨折、心筋梗塞・脳梗塞の犯人は牛乳だ

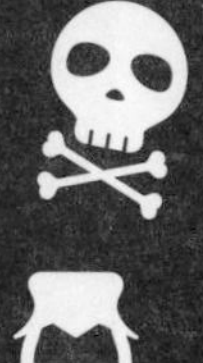
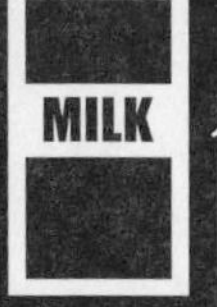

10 アテローム血栓症
——4人に1人が死んでいる

牛乳は、血管壁にべっとりと汚れを付着させる。

その原因は「ホモゲナイズ」という独特の処理（図35）。牛乳には約4％の脂肪が含まれている。しぼりたての生乳（なまにゅう）のままだと、脂肪球が表面に浮いてクリーム層になる。それを防ぐために乳業メーカーは「ホモゲナイザー」という回転翼の機械を使って、脂肪球を細かく砕いて均一にする。これが「ホモ牛乳」である。市販牛乳はこの処理がおこなわれている。だから、浮いたクリーム層ができない。

しかし、この高速かく拌作用により、**乳脂肪は空気中の酸素と化合して「過酸化脂質」になってしまいやすい。**つまり〝錆びた脂〟になってしまう。

これが体の中に入ると、アブラ汚れのアテロームとなり、動脈内壁に付着して、プラークができる。その結果、血流を阻害して、臓器への酸素供給を困難にしたり、はがれて血管壁を弱めて動脈を破裂させたり、プラークが大きくなって完全に血流が途絶えてしまう。

このアテローム血栓症で人類4人に1人は死んでいる。

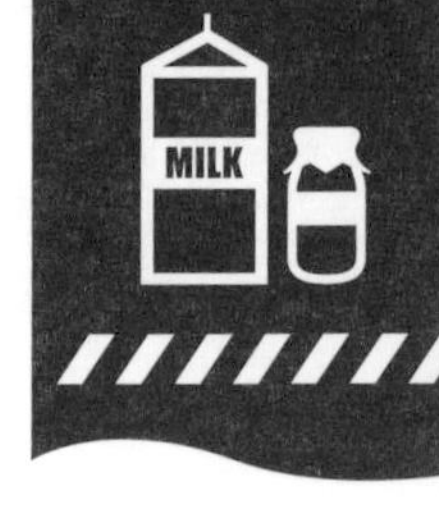

アテロームとは、なにか？　一般には脂質（コレステロールや中性脂肪）、カルシウムや繊維性結合組織を含んだ細胞や細胞の死骸から構成された動脈血管内での蓄積物である。心臓や動脈で問題になるアテロームは、通常アテローム状プラークだ。アテロームは不健康な状態であるが、ほとんどの人で見つかっている。

簡潔にいえば、アテロームは血管にたまった〝アブラ汚れ〟だ。その汚れが血管内にちょうどバームクーヘンのように沈着したり、片方にたまってこびりつく。

図34では右にいくほど、アテローム沈着がひどく、右端では血管の半分が〝汚れ（プラーク）〟で詰まっている。**血管壁に汚れがこびりつくと血管全体が硬くなる。これが、動脈硬化**である。

動脈硬化が悪化して血液の流れが悪くなると、心臓筋肉への酸素と栄養の補給が阻害される。それが狭心症を引き起こす。このような血管壁の傷害、血栓の形成が起因となって発症する脳梗塞、心筋梗塞、末梢閉塞性動脈疾患は「アテローム血栓症」と総称される。

図34　アテローム血栓症のできかた

アテローム性動脈硬化症から ATIS（アテローム血栓症）へ

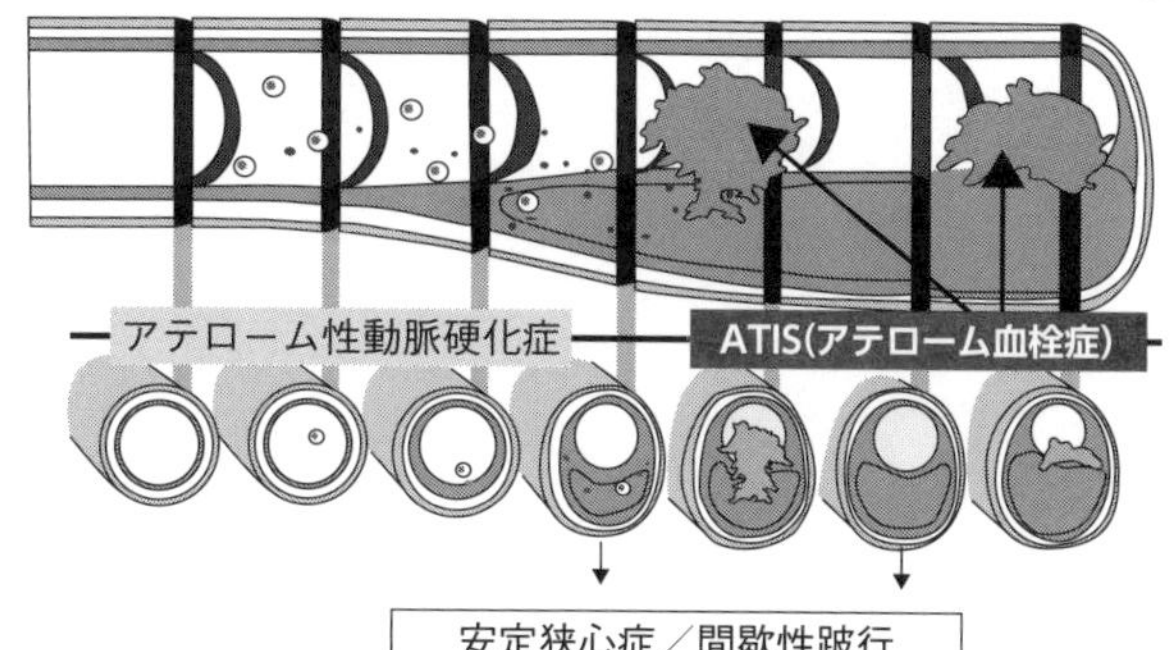

出典：1. Libby P. Circulation 2001 ; 104 : 365-372. より改変

アテローム性動脈硬化症とは

血管の壁にコレステロールなどが溜まり血管が硬くなって弾力を失い、やがて血管の中が詰まってくる状態を動脈硬化という。

心臓の冠動脈という血管に、アテローム性動脈硬化症が起きると、「狭心症」、「心筋梗塞」になる。脳の血管にアテローム性動脈硬化症が起きると、「脳梗塞」になる。

図35　ホモゲナイズでさらに悪化

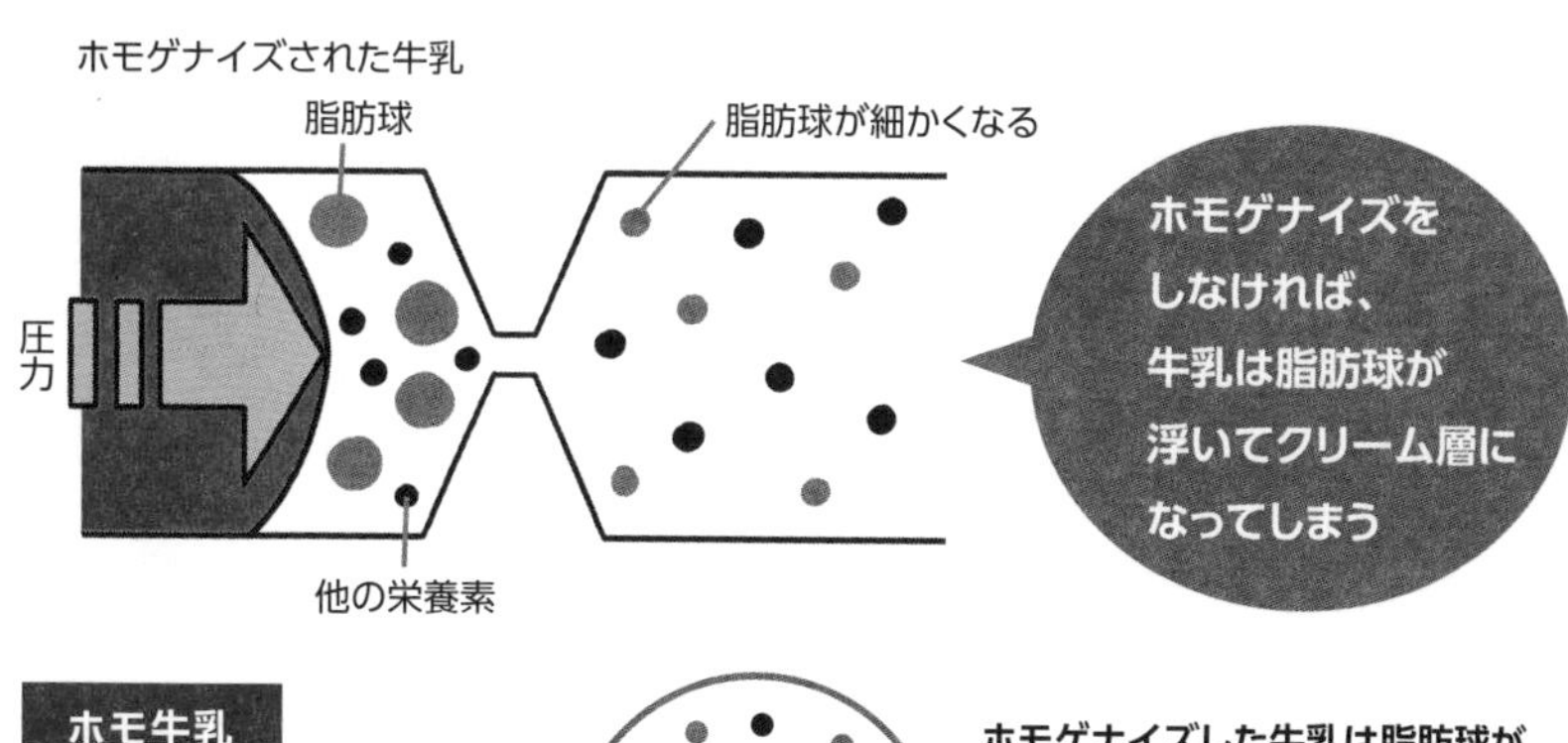

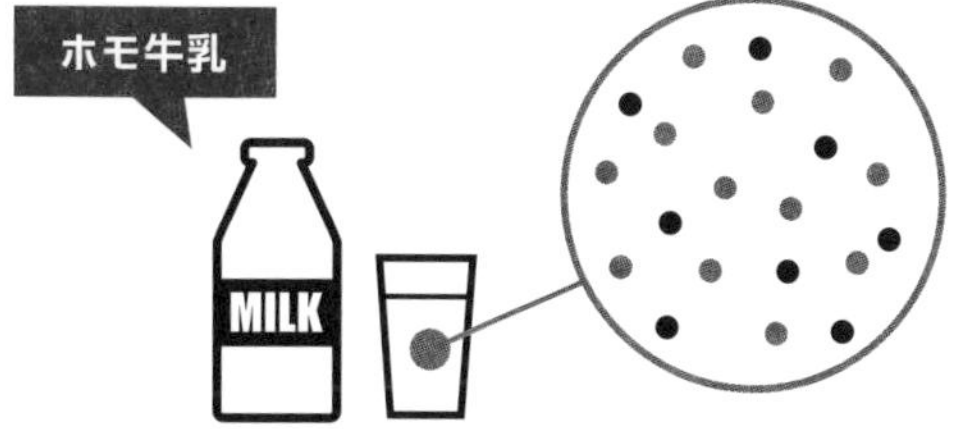

ホモゲナイズした牛乳は脂肪球が細かく均一になり、固まらなくなる。けれど、乳脂肪が過酸化脂質となり、血管壁に付着して、動脈硬化などを促進させてしまう恐れがある!

11 心筋梗塞
――血栓が冠状動脈に詰まって心臓マヒ

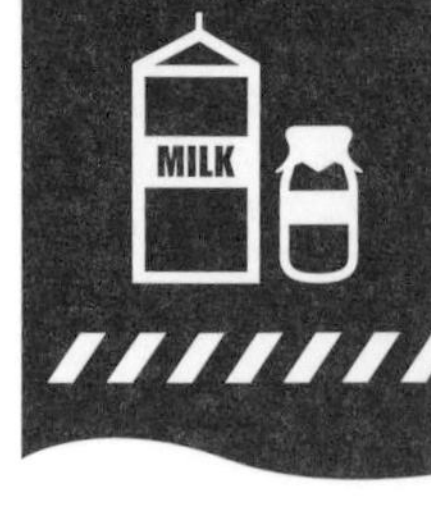

心筋梗塞とは、心臓に酸素と栄養分を運ぶ冠動脈が詰まって血液が流れなくなり、心筋（心臓を動かしている筋肉）が死んでしまう病気のことである。

〝バームクーヘン〟か〝コブ〟状に血管壁にこびりついた汚れ（アテローム）がはがれた「プラーク崩壊」が、冠動脈が詰まるひとつの要因となる。カケラが血流に流されて、血管内で引っかかり、詰まるのだ（図36）。

心臓の3本ある冠状動脈のどれか1本でも詰まれば、心筋は壊死する。脳血管で起これば脳梗塞だ。

いずれも重症なら即死、軽症なら狭心症か半身不随などの後遺症で苦しむことになる。

真弓医師によれば、１９５０年ころまでは、動脈硬化は、自然な老化現象にすぎないと医学界では考えられてきた。ところが近年は、アテローム硬化症は幼児にも兆候が見られ、20～30年かけてゆっくり進行し、発病する衝撃事実があきらかになった。

アテローム硬化症を促進する要因は牛乳にもある。これは牛乳に限らず、ヨーグルトやチーズにもいえる。ヨーグルトもチーズも「発酵食品だから、体にいい」という考え方がある。しかし、原料の牛乳自体が、不自然で危険な飲み物のため、チーズやヨーグルトに加工しても、その潜在的な危険性は消えない。

たしかに乳酸食品のヨーグルトにすると、乳糖は発酵過程でブドウ糖とガラクトースの２つの糖に分解される。乳糖不耐症の人でも問題はおきない。しかし、将来、アテローム硬化症にかかるリスクは牛乳と同じ。

「ビフィズス菌が体によい」とよくいわれるが、真弓医師によれば、乳酸菌は胃液の酸で死ぬ。もともと腸内にはすみついている乳酸菌がたくさんいるのだ。

アテローム血栓症のさらなる、かくれた原因が〝甘い物（スイーツ）〟である。

過剰な糖分は、体内で中性脂肪に変化する。白砂糖が変じて脂肪になる。それが、やはりアブラ汚れのアテロームとなり、血管壁に沈着する。

肉好き、牛乳好き、乳製品好き、スイーツ好きの行きつく先に、ポックリ病が待っている。

図36 心筋梗塞が起こる仕組み

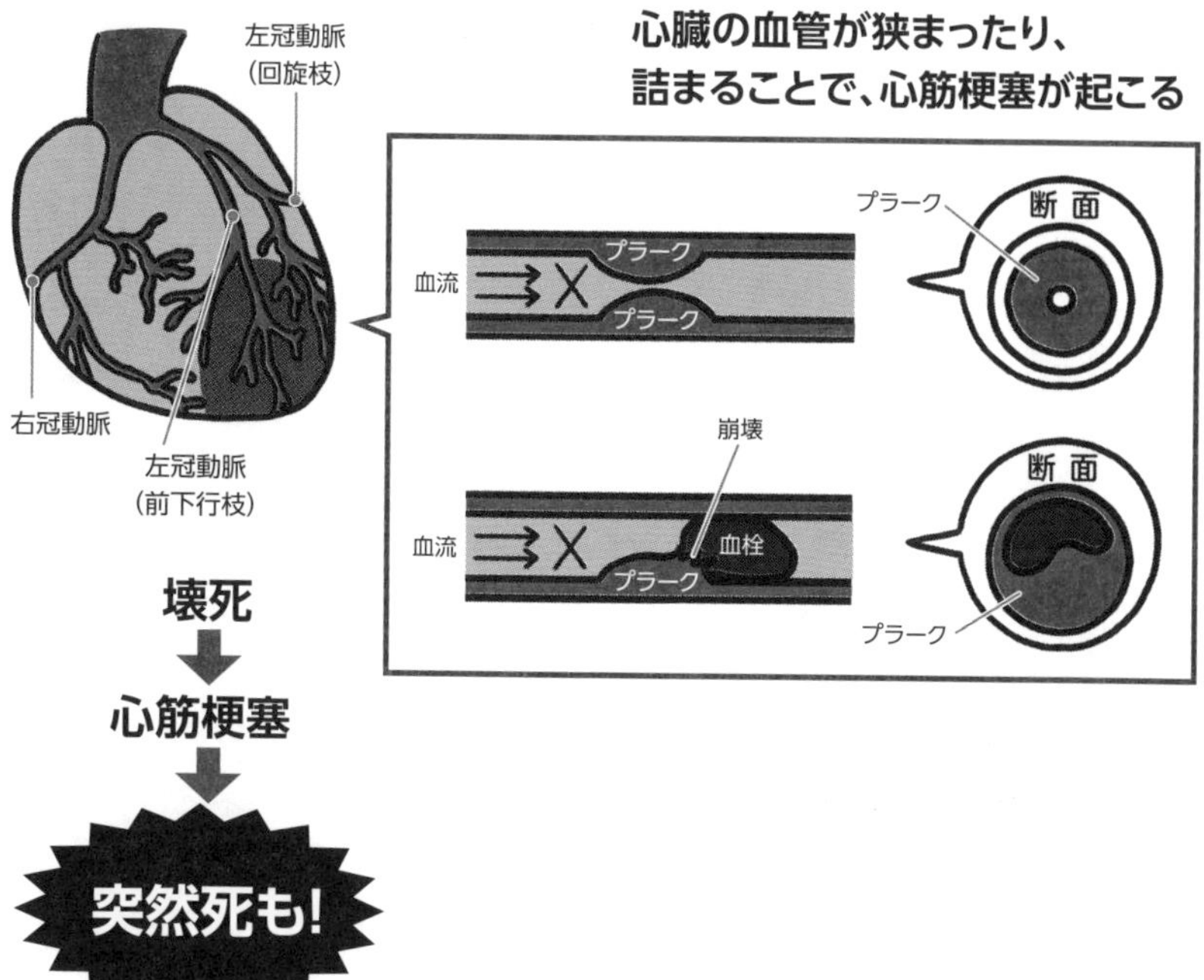

Column

ゆっくり20〜30年かけてアテローム硬化症に

真弓定夫医師によると、1950〜53年、朝鮮戦争で戦死した10〜20代の若い兵士の検死結果で、80%にアテローム硬化症がみられた。その後の研究調査で2〜3歳の幼児にまで動脈硬化が確認された。さらに、1500人以上の事故死した青少年の心臓の血管を調べると、心臓に動脈硬化の兆候がみられた。これは、アテローム硬化症が、20〜30年かけてゆっくり進行して、発病する証拠だといえる。

⑫ 脳卒中
——血管が詰まって脳梗塞、破れて脳出血

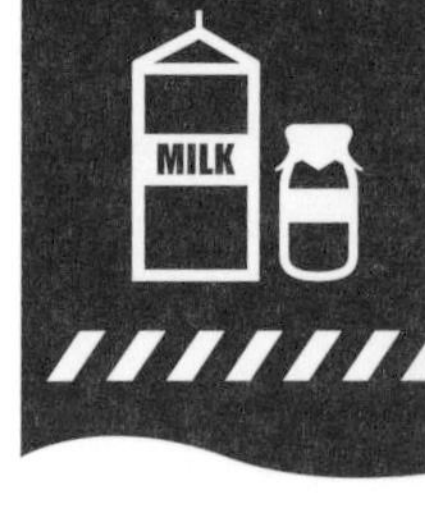

日本人の3大死因はガン、心疾患、脳血管疾患だ。脳血管疾患とは、いわゆる脳卒中のことだ。

心疾患の約9割を占めるといわれる〝心筋梗塞〟（死亡数 年間約20万人）と、脳血管疾患で急増している〝脳梗塞〟（死亡数 年間約11万人）は、血栓症である（**図37**）。

「血栓症」とは、血管内で血液の塊（かたまり）が生じることで血管が詰まってしまう病気のことである。この血液の塊の原因のひとつとなるのがアテロームだ。

「脳卒中」とは「脳梗塞」と「脳出血」の総称。血管壁アテロームのカケラが脳に飛んで詰まる状態を「脳梗塞」。血液がせき止められ血管が破れた状態が「脳出血」だ。

どちらも一瞬で命を落とすことも多い。生き残ったとしても、半身不随などの後遺症は覚悟する必要がある。

また、アテローム血栓症では心臓や脳以外の血管が詰まることもある。とくに、細い末梢血管が詰まりやすい。それらは末梢動脈疾患と総称される。そうなるとやはり、体のいろいろな組織の壊死やマヒが起こる。これら後遺症が大変だ。

ではなぜ、アテロームは、血管にたまるのだろうか？**原因はじつにシンプルだ。過食、肉食、牛乳、砂糖である**。自分の代謝能力以上を食べると、体は排泄しきれない。それで老廃物として蓄えるしかない。脂肪細胞や肝臓などの臓器、さらには全身の細胞にたまっていく。

それらは、一言でいえば〝汚れ〟であり、生理的には〝毒〟だ。その汚れは血液に溶けて全身に運ばれる。その途中で輸送路である血管壁にも沈着してたまっていく。

とくに脂肪分は、ベトベトしているので血管壁に付着しやすい。そのベトベトは、他の汚れもくっつける。こうして動脈硬化が肥大していく。やがて、なにかの拍子に〝汚れ〟の一部がはがれ落ち、血管を詰まらせる。これがアテローム血栓症までの流れだ。

アテロームをつくらないためには、「牛乳をやめる」「肉をひかえる」「砂糖をさける」。

図38は人類の死亡原因の順位。アテローム血栓症は堂々の1位（24・6％）。つまり、人類4人に1人は〝血管詰まり〟の「ポックリ病」で死んでいる！

4人に1人はアテローム血栓症で病死

図37 日本人の主な死亡原因（2019年）

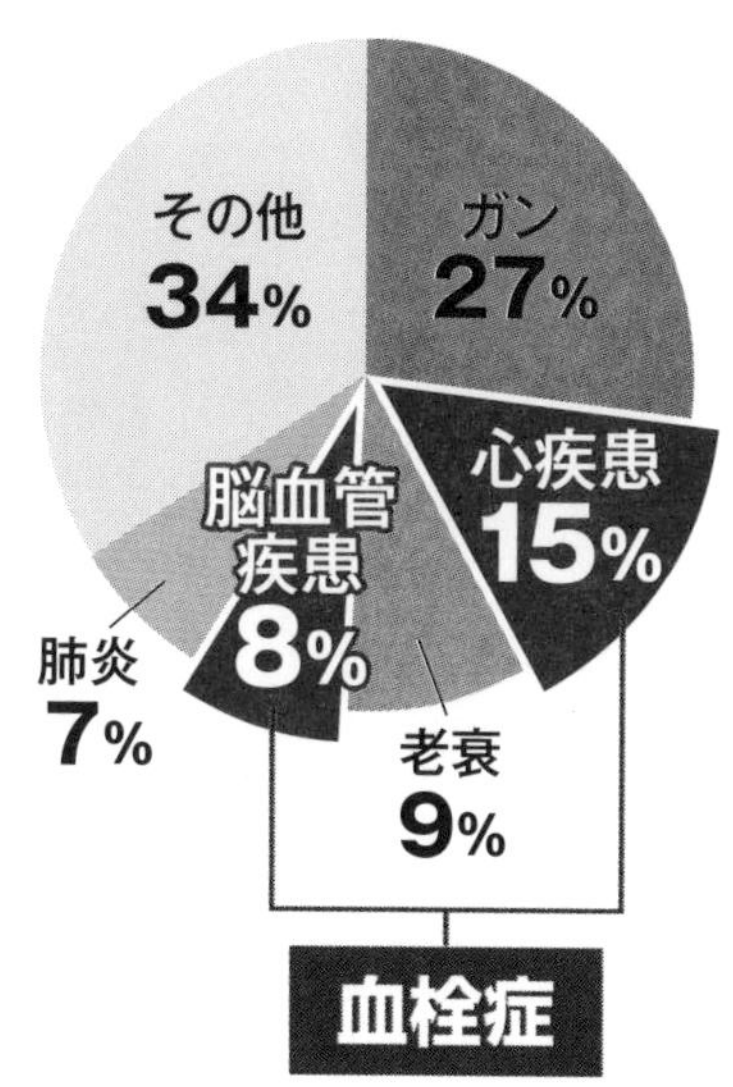

脳血管疾患＝「脳卒中」
（脳の血管に問題が生じて脳にダメージを受ける病気の総称）

脳梗塞：脳の血管が詰まって、その先の脳組織が死んでしまう病気

脳出血：脳の中の血管が破れて出血してしまう病気

くも膜下出血：脳の表面の血管にできた動脈瘤が破裂してしまう病気

図38 全人類の死亡原因の割合

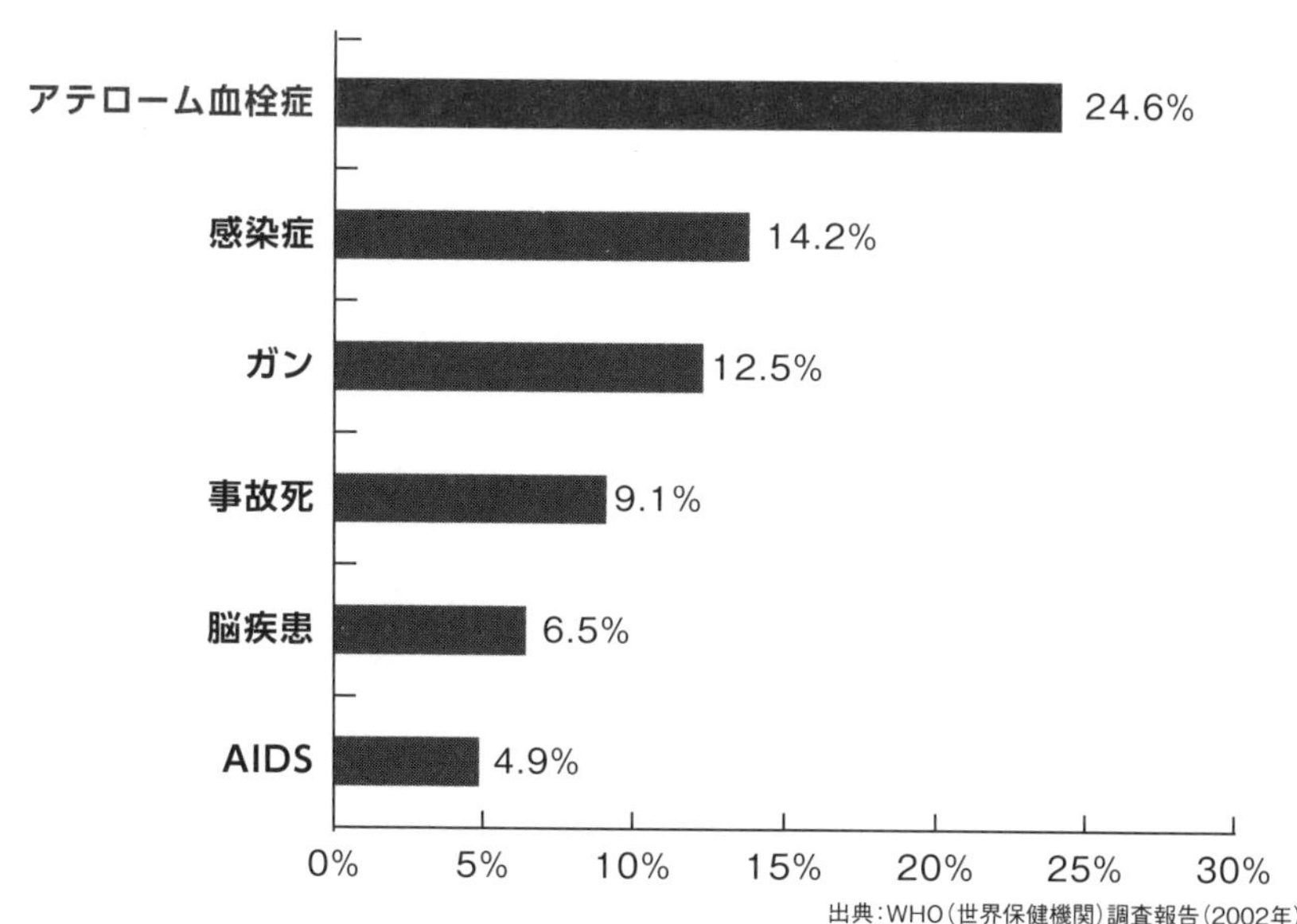

出典：WHO（世界保健機関）調査報告（2002年）

菜食で冠状動脈がみごと！ツルツルに回復

あなたが心臓病や脳梗塞で悩んでいるなら、それを治すのは、実にかんたんだ。血管内壁にこびりついたアテローム汚れを、とり除く方法がある。

――それが、菜食と断食だ。

図39にあるA・Bは心臓病患者の冠状動脈の改善の様子。Aは、あきらかに冠状動脈が詰まっているのがわかる。アテローム血栓症で血栓が内壁にボコボコできている。ところがBは詰まった内壁の血栓が消え失せツルツルになり、もとの太い冠状動脈にもどっている。

この患者は、どうやって詰まった冠状動脈を回復させたのか？

食事をすべて菜食にきりかえた。ただそれだけで、詰まった冠状動脈はみごとに回復したのだ。

肉、乳製品など洋食生活を送っていると、菜食者の8倍も心臓マヒで死ぬ（米フィリップス博士、疫学調査）。

しかし少食、菜食のベジタリアンは、心臓発作がほぼない。彼らは幸いコレステロール値が低いので、血栓のできようがないのだ。「5209人調査で、コレステロール値150以下で、心臓発作を起こした人はゼロだった」という結果もある（米フラミンガム報告）。

さらに、**詰まった血管をツルツルにするのが〝断食〟**だ。食べるのをやめることは、生体へのイン・プットをストップすることだ。

断食開始した最初の段階では、体はおおいにとまどう。なにしろ上から食べ物がいっさい入ってこない。1日、2日と続けるうちに、体内は飢餓状態になる。この緊急事態に、体の各組織や臓器は、おのおの生きのびようとして、どこか栄養になるものを探しだす。

そのうち、なんとか食べられそうなものを発見！

それが、血管壁にこびりついた〝脂汚れ〟アテロームだ。体は血管内のアテロームを溶かして、栄養源にして、生き残ろうとする。

つまり、こびりついたアテロームは、しだいに溶かされ、体の栄養源として消費される（**図40**）。

こうして気がついたら、血管内はピカピカになっているという寸法である。

図39 心臓病には菜食と断食がいい！

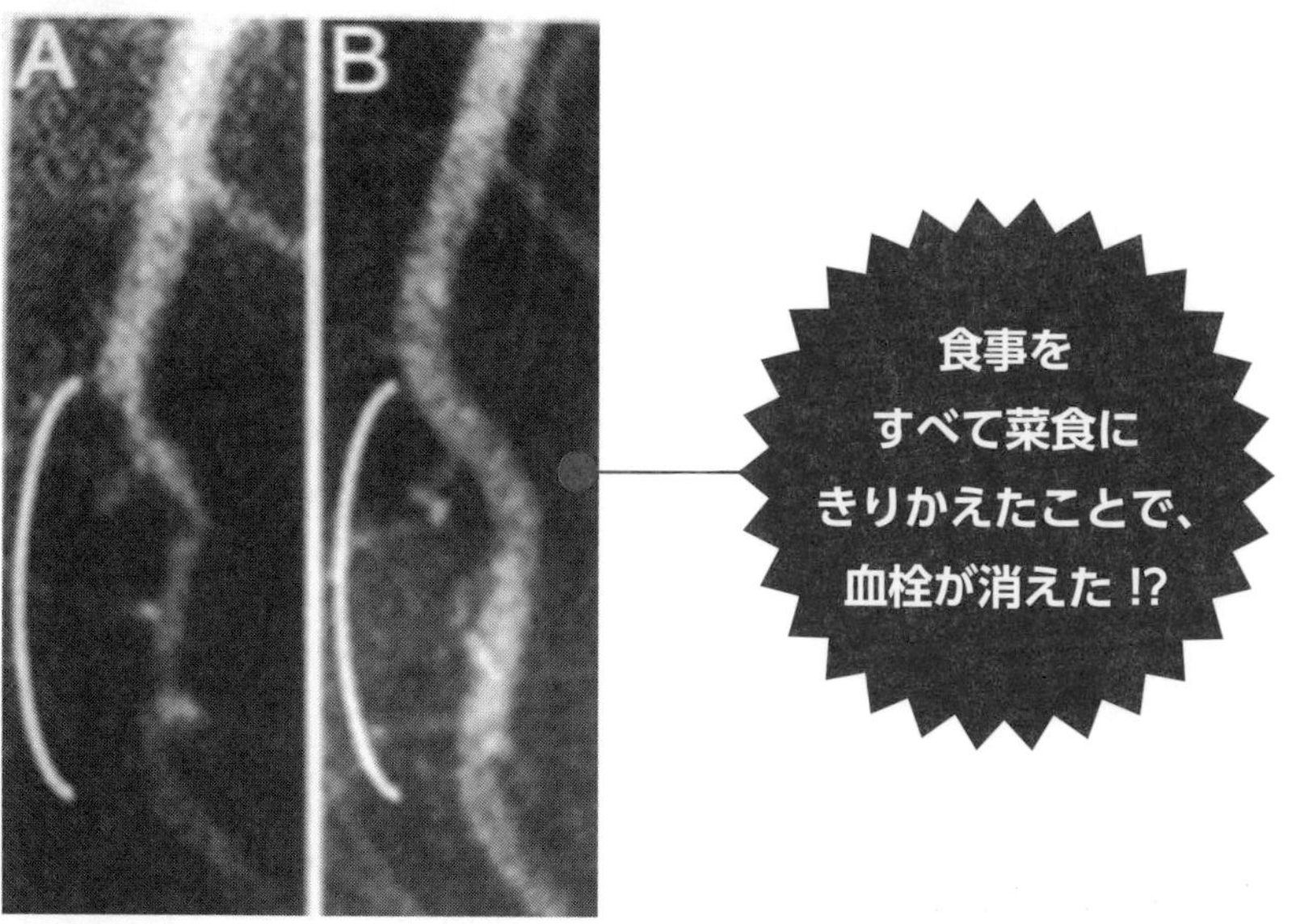

図40 万病治しの妙法「断食」で血管がきれいになるしくみ

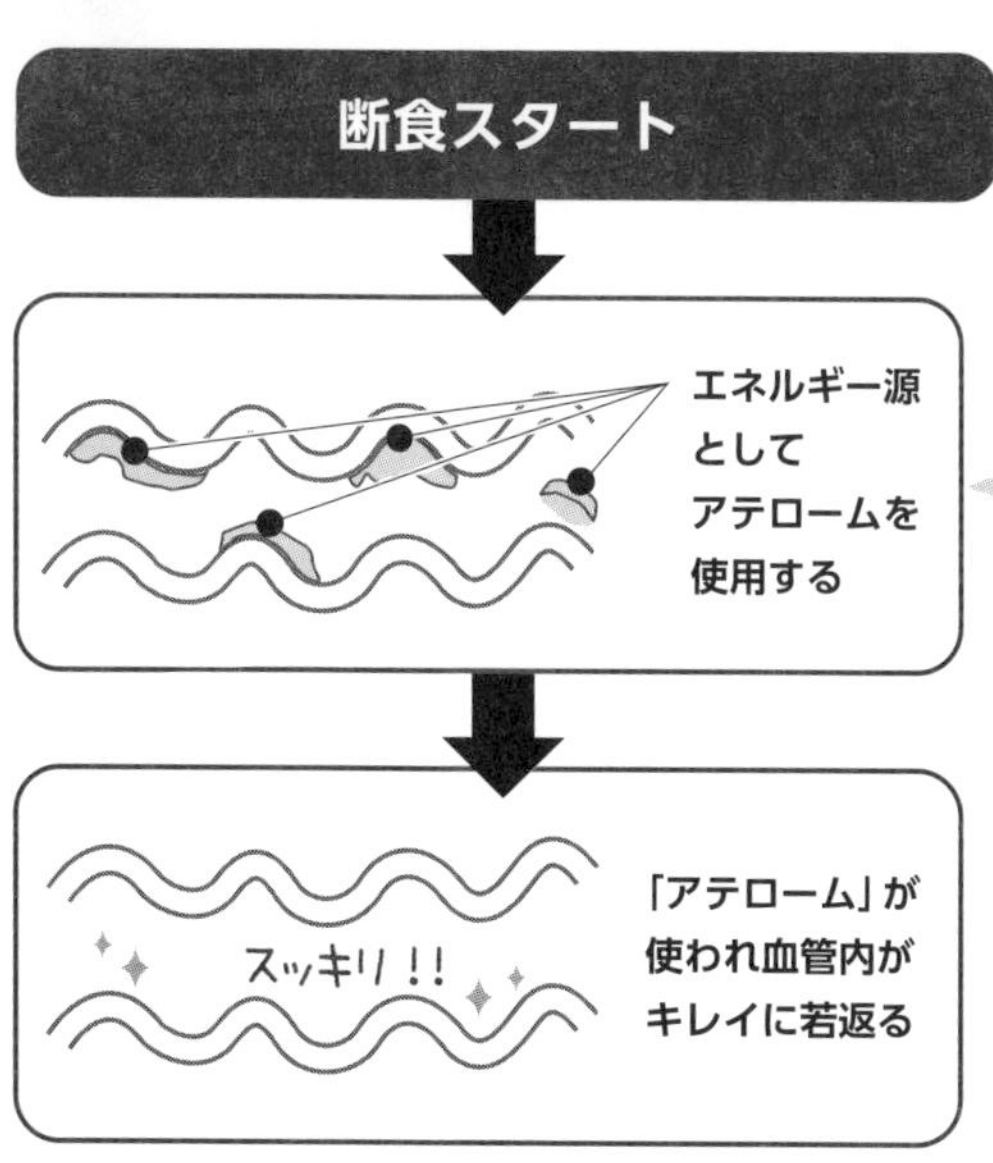

体は、断食でいっさいの栄養分が断たれたとき、体を維持するために必要な栄養分になるものを探し出して、とり入れ、エネルギーに変えようとする！
断食中、体は血管内のアテロームをエネルギー源として利用する。
だから、菜食、断食で脳梗塞や心臓病は劇的に改善する。

⑬ 糖尿病
――粉ミルク育児で小児糖尿病が13倍増

子どもでは、**牛乳の早期導入、母乳哺育の期間の短縮または欠落、要するに粉ミルク育児が、I型糖尿病リスクを高めるという疫学調査がある。**

チリでの研究で、一卵性双生児を3か月間、それぞれ母乳育児と粉ミルク育児で育て、比較したら、粉ミルクの赤ちゃんがI型糖尿病になる危険度は、母乳育児より13・1倍も高かったという結果が出ている（キャンベル博士『チャイナ・スタディー』）。

赤ちゃんの体内に吸収された粉ミルクは、牛乳たんぱくカゼインの断片が小腸から血中に吸収される。その断片は血糖抑制ホルモンのインスリンを分泌するすい臓β細胞と酷似しているため、乳児の免疫システムは『異物』として認識。こうして赤ちゃんの体内に吸収された粉ミルクは免疫力を混乱、暴走させ、自分のすい臓β細胞を攻撃してしまうのだ。

この〝誤爆〟で赤ちゃんの血糖抑制機能は破壊され、インスリン不足となり、血糖値が異常上昇する。これがI型糖尿病の発症だ。

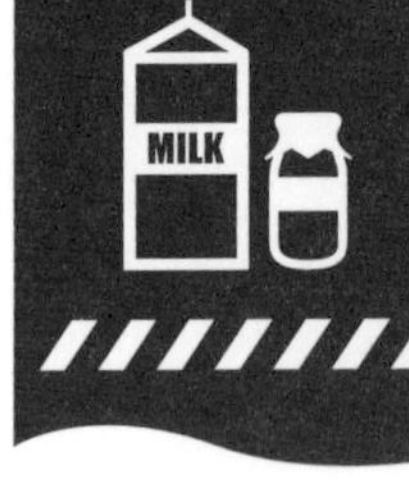

粉ミルク育児は、子どもを重症の糖尿病にする。

世界の医学界では、糖尿病をI型とII型に分類している。I型糖尿病は重症。II型は軽症だ。

I型糖尿病の特徴は、β細胞に対する進行性の破壊で、完全なインスリン不足をきたす。

悲劇は、子どものI型糖尿病患者である。幼児期から発症することすらある。**図41**は、その衝撃事実。

国別に15歳未満の「小児I型糖尿病」の発症率を比較している。欧米先進国にきわめて多く、開発途上国はゼロに近い。ベネズエラ、パプアニューギニアはゼロ。アジア、アフリカ、南米などは、小児糖尿病の発症率がほとんどゼロベースだ。それに対してワースト1位はフィンランドで57・6人、2位のスウェーデンは43・2人、3位のノルウェーは32・8人と桁外れ。

欧米先進国では、驚くほど子どもの糖尿病が多発している。大差を生み出した理由はあきらかだ。富裕国の肉食、牛乳、乳製品、菓子類などの美食、飽食のツケが、子どもたちにあらわれているのである。

図41　各国の15歳未満のⅠ型糖尿病推定発症率

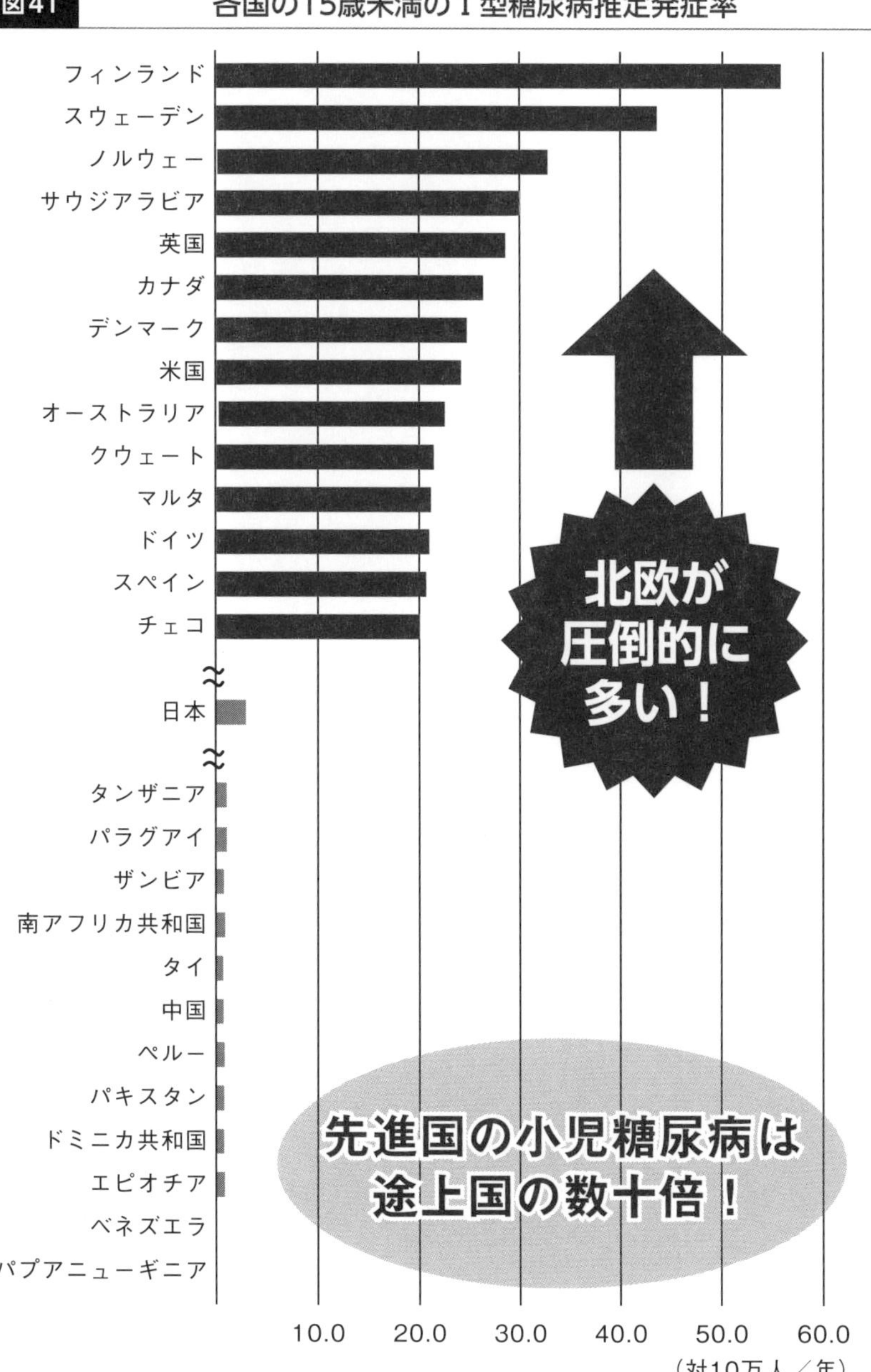

出典：IDF DIABETES ATLAS Sixth edition, 2013

牛乳を飲むと急増する糖尿病

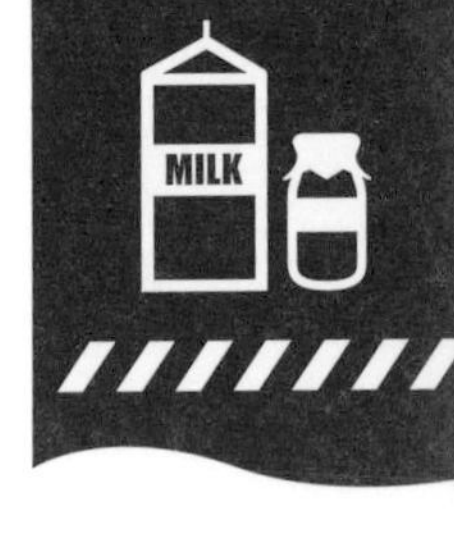

牛乳を多く飲む子ほど糖尿病に苦しむ。

それを**図42**は警告している。子どもの免疫細胞は牛乳カゼインと間違えて、すい臓細胞を攻撃してしまう。その結果、インスリン分泌が阻害され重症糖尿病になってしまうのだ。

犠牲者の子ども数では、酪農大国フィンランドが突出している。この国では、子どもでも年間約230リットルも牛乳を飲んでいる。その消費量はダントツ世界一。子どもの重症糖尿病患者も年間10万人当たり30人超とダントツでワーストワンだ。さらにノルウェー、スウェーデン、デンマークなど酪農大国が軒並み上位を占める。

図42のデータでは、日本は年間牛乳摂取量が50リットル弱と最下位。そのおかげでI型の小児糖尿病の発症率もフィンランドの約30分の1という少なさだ。しかしその日本の子どもたちが、牛乳をガブガブ飲み始めたら、まさにフィンランドなみの糖尿病大国になるのは、まちがいない。

大人でも、牛乳を飲むほど、糖尿病は悪化する。

糖尿病でこわいのは合併症だ。それは、失明、心筋梗塞、脳梗塞、狭心症、壊疽（手足が腐る）、ガンなどだ。

重症の糖尿病患者は、これらの病気で命を落とす。これらに共通するのは末梢血管の血流不足。人間の血管の約95％は直系約5～10ミクロンの極めて細い毛細血管だ。これに対して赤血球の直径は7～8ミクロン。自分より細い血管を通過するために、赤血球は体をモチのように折り曲げて細い血管を通る。

しかし糖尿病になると血液中の血糖濃度が上昇して、ドロドロの血液になる。さらに**牛乳や肉食で、たんぱく質や脂肪を過剰にとると血液が酸性に傾き、赤血球同士が互いにくっつく**。これを「連銭形成」（ルロー）と呼ぶ（**図43左**）。こうなると赤血球は狭い毛細血管を通ることができない！

つまり末梢循環不全となり、臓器や組織などに血流が届かない。酸素や栄養が届かない。この血流不足によって、あらゆる全身の臓器が酸欠、栄養不良に陥り、病んでいく。

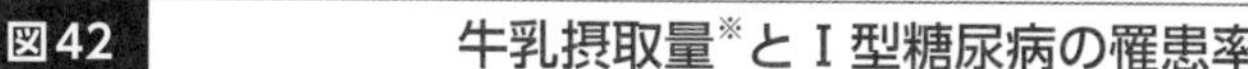

酪農王国は糖尿病大国

図42 牛乳摂取量※とⅠ型糖尿病の罹患率

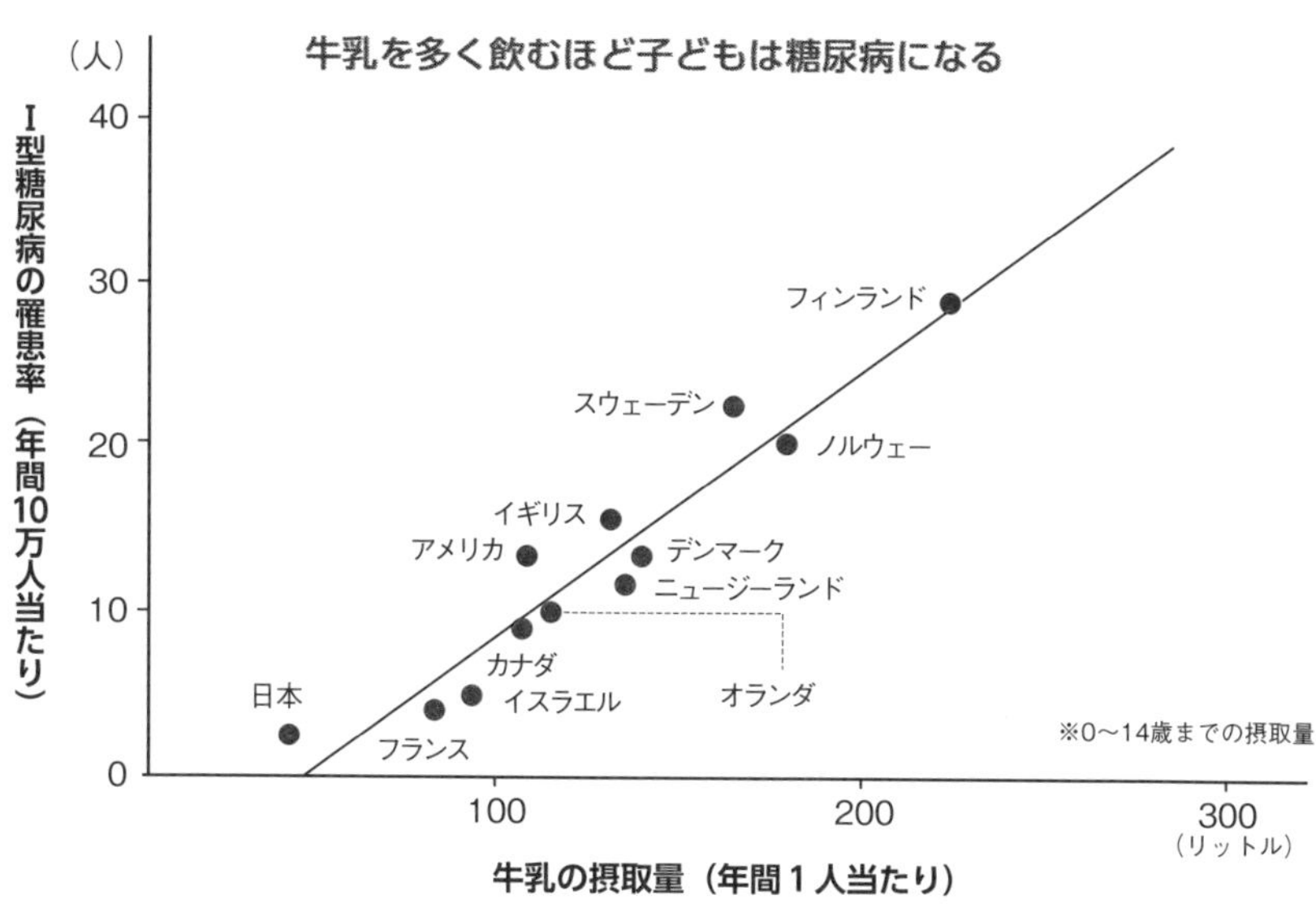

出典：『葬られた「第二のマクガバン報告」』

図43 サラサラ血液とドロドロ血液の違い

赤血球同士がくっつくと、赤血球は細い毛細血管を
通れなくなり末梢血管の血流不足に陥る。

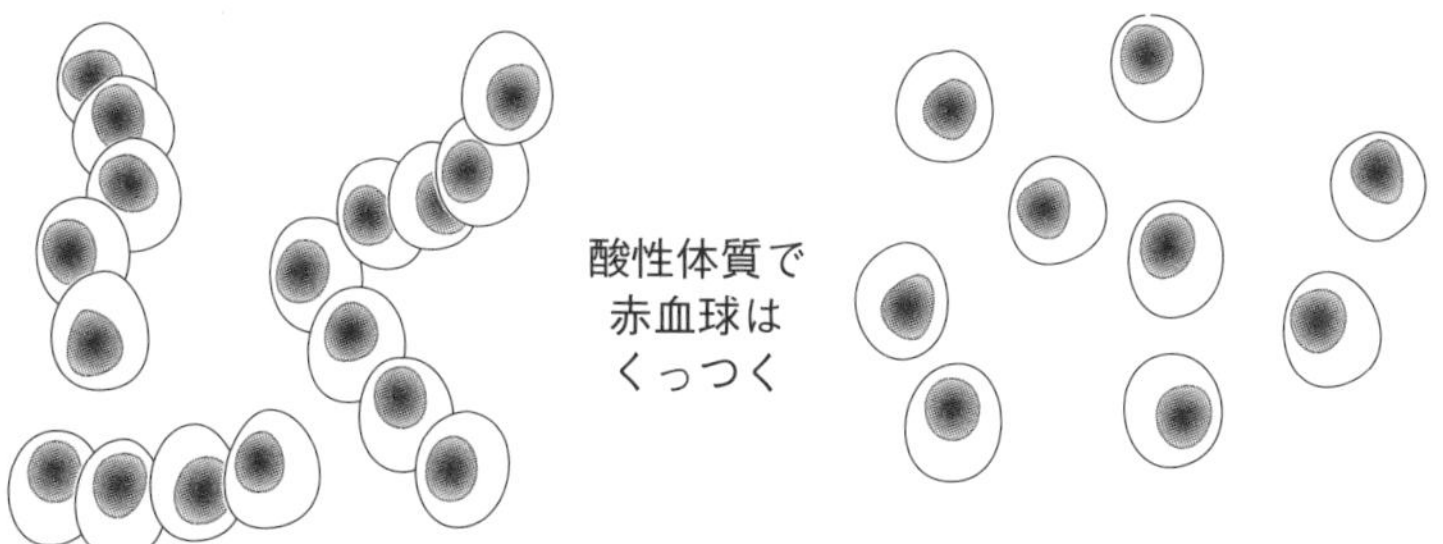

ルロー（連銭形成）がある血液

たんぱく質や脂肪を過剰に摂取していると、赤血球が連なってルローとなり、流れが悪くなって血行不良を起こす。

健康なサラサラの血液

1個ずつ独立した、きれいな丸い赤血球が血液中にある。この赤血球が全身に栄養や酸素、免疫物質をスムーズに運ぶ。

出典：鶴見隆史著『男性機能を高める本』（マキノ出版、2014年）

14 骨粗しょう症
――牛乳飲めば骨密度が低下する

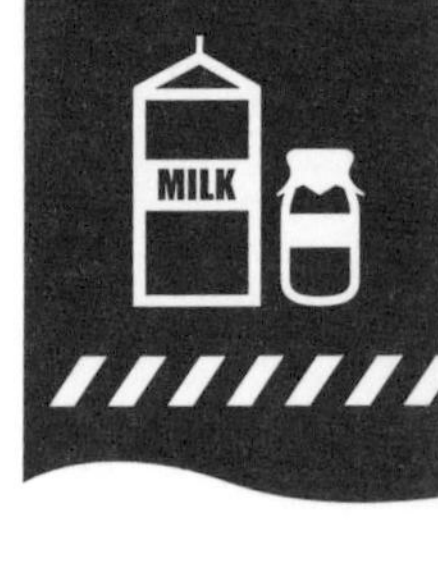

「牛乳はカルシウム豊富だから大量に飲め」と言われてきた。しかし、カルシウムたっぷりの牛乳を飲めば飲むほど、体内からカルシウムが脱落し、骨密度が低下し、スカスカの骨粗しょう症になる。この衝撃のメカニズムをお伝えする。牛乳が骨粗しょう症を引き起こすのには、主に2つの理由がある。

(1)牛乳は体内で〝酸性〟になり、中和をするために骨からカルシウムが溶け出す

(2)牛乳の大量カルシウムが体内に入ると、余剰分を腎臓から尿に排泄する

まず、(1)から説明していこう。

「骨粗しょう症を防ぐには、牛乳を飲もう！」と政府・厚労省や乳業メーカーはPRする。カルシウムの宝庫である牛乳をたっぷり飲めば、骨粗しょう症は防げるというリクツだ（**図44**）。しかし、それは致命的なまちがいだと異を唱えるのは真弓定夫医師。

牛乳を飲むほど骨粗しょう症が防げるのなら、かつて世界でもっとも牛乳消費量が多かったノルウェーでは骨粗しょう症が少なくなければおかしい。しかし、ノルウェーの骨粗しょう症患者は日本人の5倍だったのだ。

「……アメリカ、スウェーデン、フィンランド、デンマークなどの日本の何倍も牛乳を飲む国は、それに比例して、骨粗しょう症が多い」。

なぜ、カルシウム豊富な牛乳を多量に飲むほど、骨粗しょう症が何倍も増えるのか？

真弓医師の解説はじつに明快だ。「……動物性たんぱく質を多く含む牛乳や乳製品を過剰に摂取すると体内で大量の酸性物質が生じます。しかし人の血液は弱アルカリ性に保たれているものです。血液が酸性よりに傾くと生命にとって危険なため、それを中和するために体はやむをえず、骨や歯からアルカリ性であるカルシウム・イオンを溶出し、血液中に送り込みます」

これが、牛乳を飲むほど骨からカルシウムが脱落し、骨粗しょう症になるメカニズムである。**カルシウムが豊かなはずの牛乳を飲めば飲むほど、カルシウムが骨から溶出していく**（**図45**）。

酸性に傾いた体を中和するために、骨のカルシウム溶出

図44 骨粗しょう症ってなに？

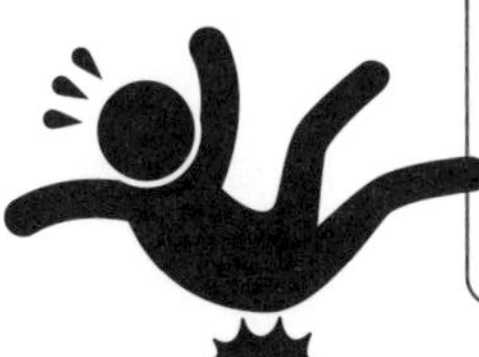

骨量が低下して、骨がもろくなり、骨折の危険が高まる骨格の病気。自覚症状はほぼなし。
骨粗しょう症がもとで骨折してから、初めて痛みを感じたり、背中が曲がる。寝たきりを招きやすい。

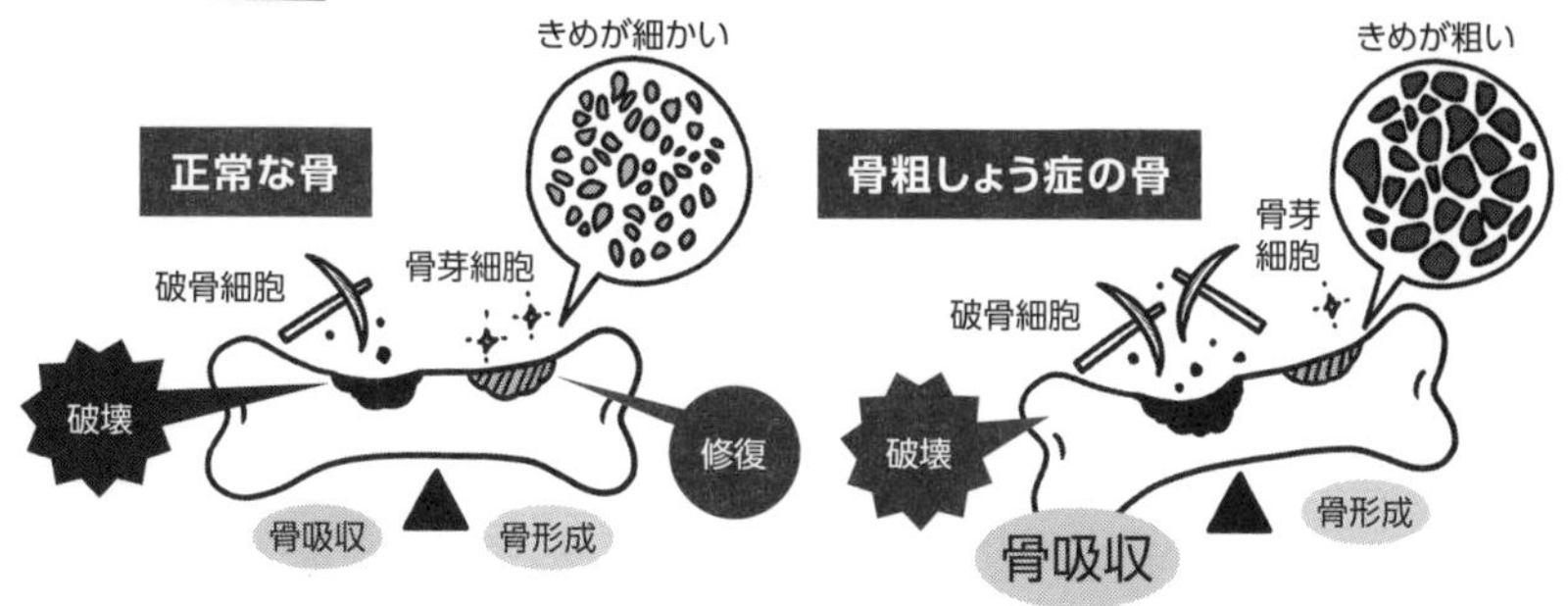

図45 牛乳を飲むと骨粗しょう症になる理由

カルシウムが豊かなはずの牛乳を飲むほど、カルシウムが骨から溶出する!?

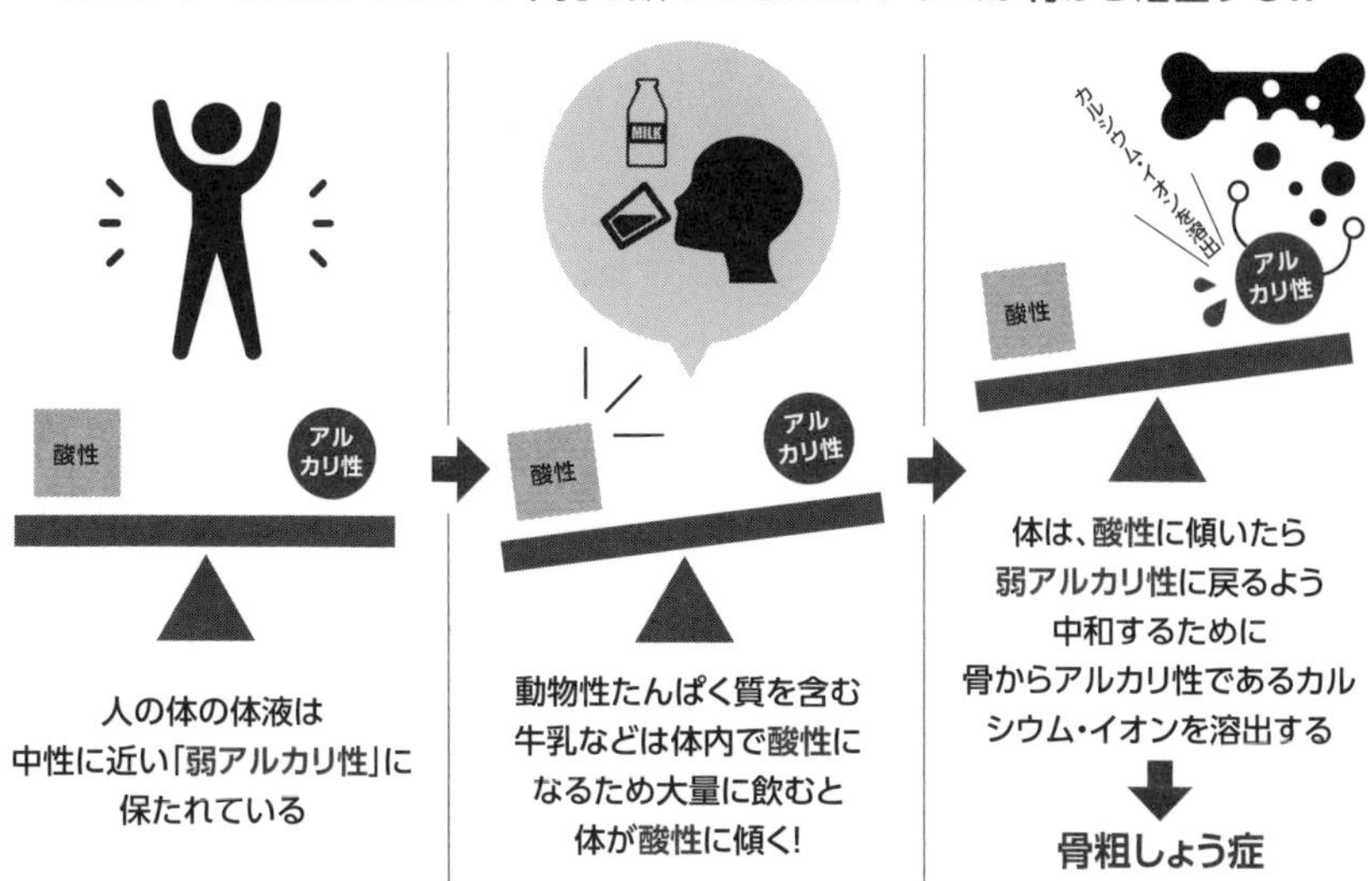

カルシウムをとるほど排泄されるパラドックス

「……動物性たんぱく質が〝酸〟を増やし、カルシウムを骨から引き出すとき、尿中のカルシウム量が増大する」。

この作用は、1970年以降くわしく研究されているとキャンベル博士は言う。

図46はたんぱく質を多くとるほど骨から尿中にカルシウムが溶け出すことを証明している。

たんぱく質（おもに動物性）の摂取量を、1日35～78gから2倍に増やすと、尿中に失われるカルシウム量は35～58％も増加する。

アメリカ人の平均的なたんぱく摂取量は一日およそ70～100gなので、この影響は十分およぶことになる。

大量のたんぱく質が体内に入ると、骨からカルシウムを脱落させ、尿中に排泄されるのである。

またカルシウムは、多すぎても少なすぎても健康に害を及ぼす。

大量に牛乳を飲んだり、チーズなど乳製品をとると、カルシウムが急激に体内に入ってくる。血液中のカルシウム濃度も急激に増える。すると**体を正常に保とうとする恒常性機能が働き、血中の余分なカルシウムを腎臓から尿として排出してしまう**という。

その恒常性機能として働くのはビタミンDだ。

血液中のカルシウムは、筋肉と神経機能のために、非常に重要な役割を担っている。これには、かなり狭い範囲内でカルシウム・レベルがつねに要求される。これを監視するのが活性ビタミンDだ。カルシウム濃度・吸収・排泄などを監視している（図47）。それにより血中カルシウム・レベルが狭い範囲内で機能し続けている。

牛乳を飲むと大量のカルシウムが血中に侵入してくる。それは、体内のミネラル・バランスを壊すだけでなく、さまざまな害を発揮する。だから体は速やかにその過剰分を尿中に排泄するのである。こうして尿中カルシウム濃度は増加する。

このように、カルシウムをとるために飲んだはずの牛乳のせいで、かえって体内のカルシウムを減らしてしまうという、皮肉な結果（カルシウム・パラドックス）になっているのである。

たんぱく質をとるほど骨は弱くなる

図46 カルシウム尿中排泄量とたんぱく質摂取の関係

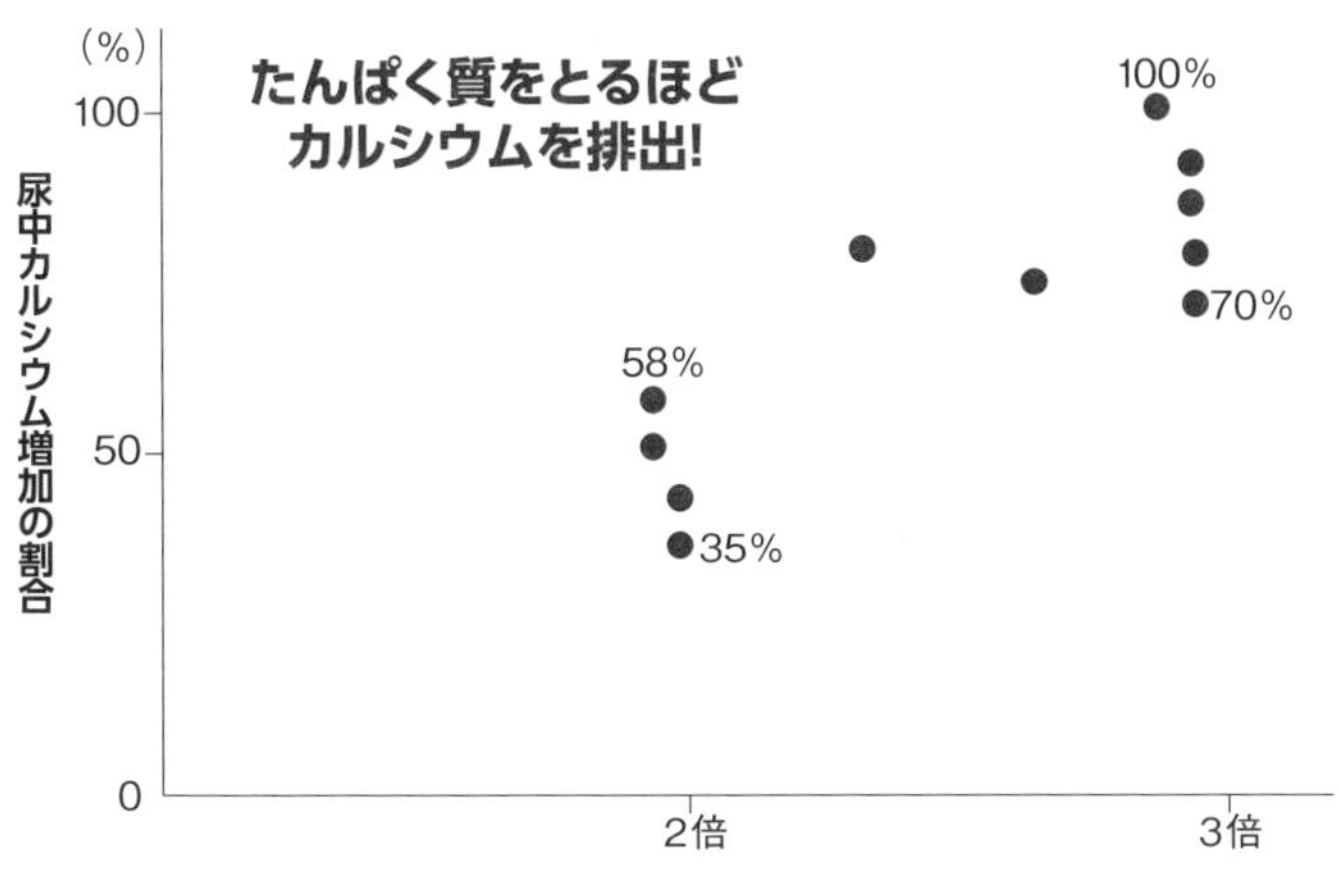

【注】たんぱく質摂取量(主に動物性たんぱく質)が増加すると、尿中に失われるカルシウム量も増加することを示したもの。1日のたんぱく質摂取量(35～78グラム)を2倍に増やしたとき尿中のカルシウム量は約35～58%増加、たんぱく質摂取量をさらに3倍に増やすと、尿中のカルシウム量は約70～100%増加していることがわかる。

図47 ビタミンDの役割

小腸での
カルシウムの吸収を助ける

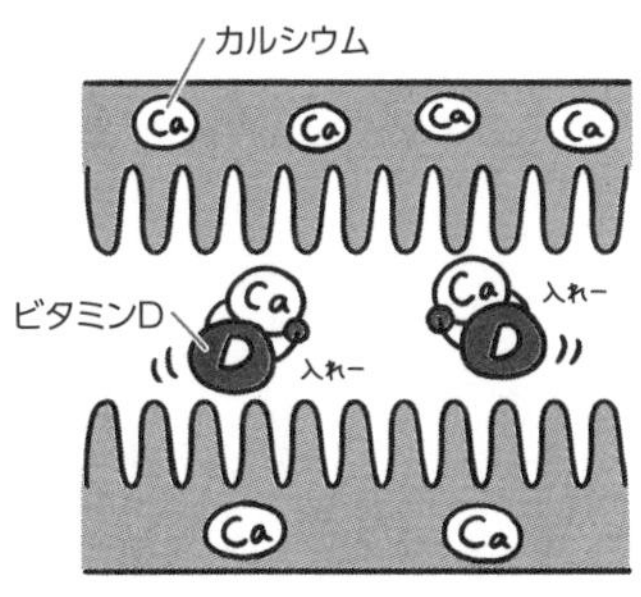

活性ビタミンDは、腸管からの
カルシウムを骨に沈着させる

活性ビタミンDは、血液や筋肉の
カルシウム濃度の監視、調整役

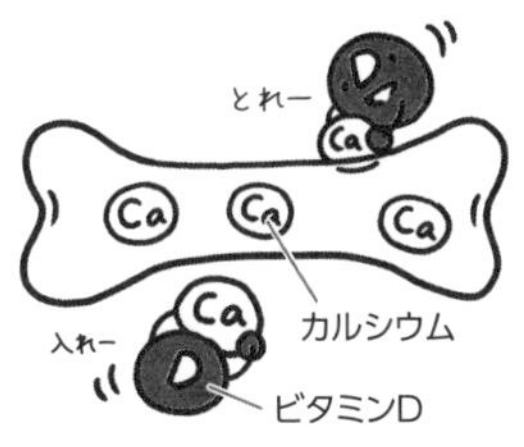

骨からカルシウムを溶かし出して、
体内のカルシウム濃度調整をする

牛乳を飲んで、一気に大量のカルシウムが血中に侵入したとき、
ビタミンDは、その過剰分を腎臓から尿に排出する!

15 骨折
――カルシウムのとりすぎで骨はポキポキ折れる!?

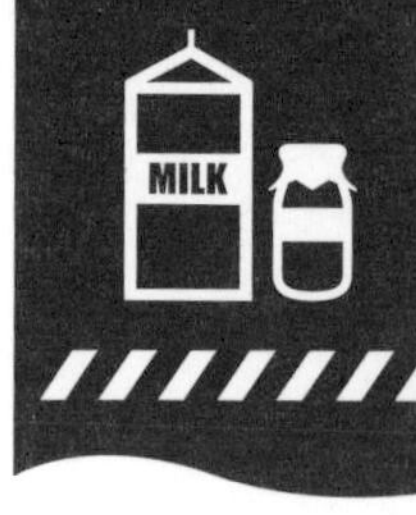

「牛乳はカルシウムが豊富！　カルシウムは強い骨をつくります！」と、政府や乳業メーカーは「牛乳を飲め！」の大合唱だ。こうして国家によって、学校給食では牛乳を飲むことを強制されてきた。そのターゲットは、高齢者にも向けられている。

「お年寄りの骨折を防ぐのは、たっぷりカルシウムの牛乳が一番！」

この呼びかけの先頭に立っているのが、栄養士さんたちだ。老人ホームや病院などの給食献立に、牛乳を積極的に加えるのは、もはや常識である。

つまり〝牛乳神話〟イコール〝カルシウム神話〟だ。これは、アメリカをはじめ全世界でも同じである。要するに私たちは「強い骨作りのために、カルシウム補給に乳製品が必要」だと言われてきた。

しかしキャンベル博士は、これらがカルシウムを売り物に大もうけをたくらむ牛乳業界のＰＲ戦略であることを見抜いている。

図48は「カルシウムをとるほど骨折が増える」ことを証明している。

10か国のカルシウム摂取量（牛乳摂取量）と、股関節骨折の発生率を比較したもので、牛乳摂取量（カルシウム摂取量）が多い国ほど骨折が多い。もはや一目瞭然だ。

政府や乳業メーカーや栄養士が主張するように「カルシウム摂取量を増やすほど骨折は減る」なら、このグラフは、右肩下がりの相関を示さなければならない。

しかし、骨折は牛乳摂取量に比例してほぼ右肩上がり。もっとも牛乳摂取量の少ない香港にくらべて2倍以上飲んでいるアメリカ人は3倍以上も骨折している。

結論は、「牛乳を飲む」ほど骨折は増える。「カルシウムを多くとる」ほど骨折は増える。

もしカルシウムをとりたいならば、牛乳からとるのではなく、体に悪さをせずにゆっくりと吸収できる自然な食物からとるのがいいだろう。

真弓医師は、大豆製品、野菜・海藻類、魚介類などをすすめている（**図49**）。

老人の骨折多発の原因は牛乳の飲みすぎ

図48 カルシウム摂取量と股関節骨折の関係

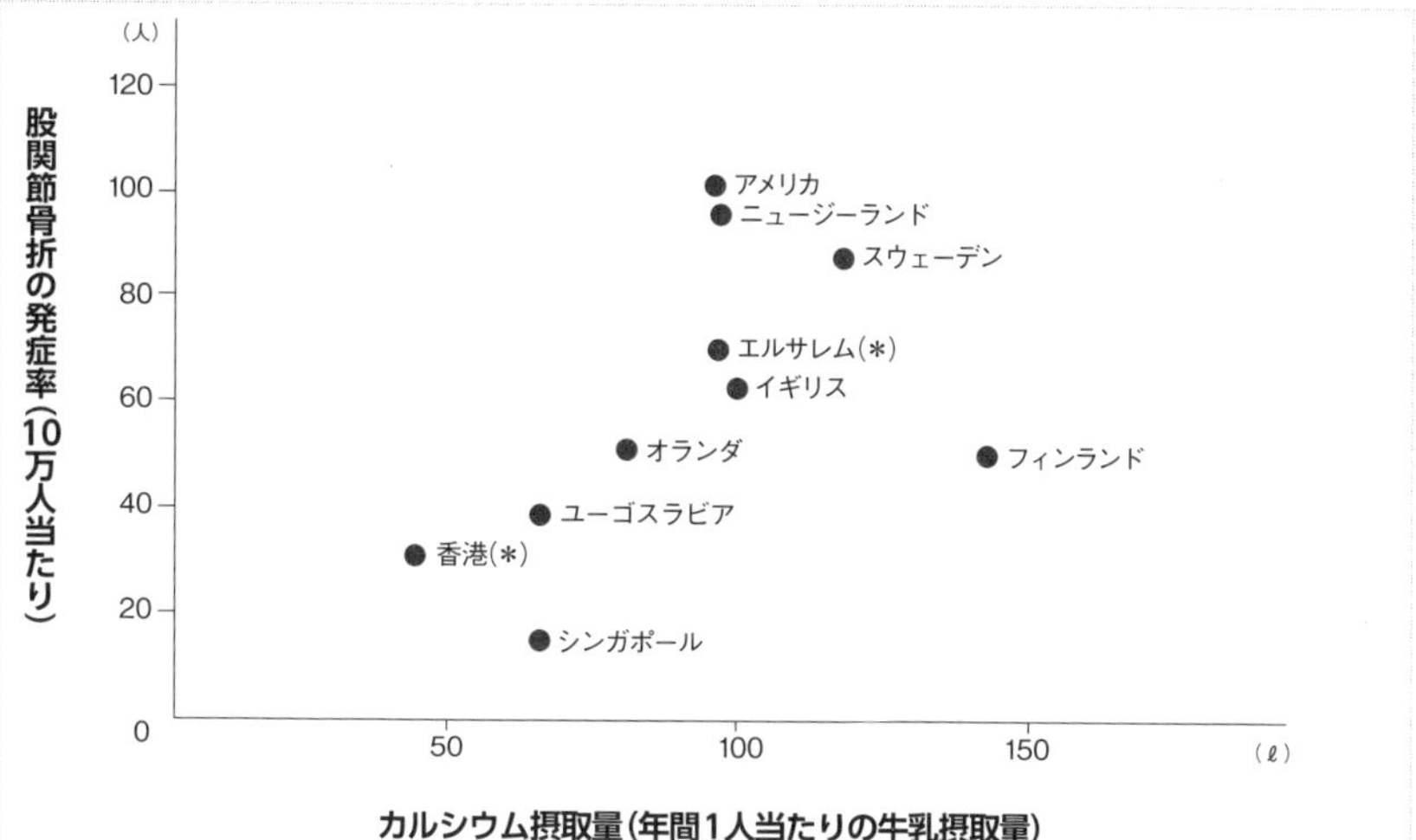

【注】10か国における研究結果で、カルシウム摂取量が多いと、股関節の骨折リスクが高くなることを示している。特に摂取量の多い国はカルシウムを哺乳類から摂取しているため、ここではカルシウム摂取量を牛乳摂取量によって表している。
(*)都市名。

図49 カルシウムをとるのは乳製品でなくてもできる！

100gあたりのカルシウム量

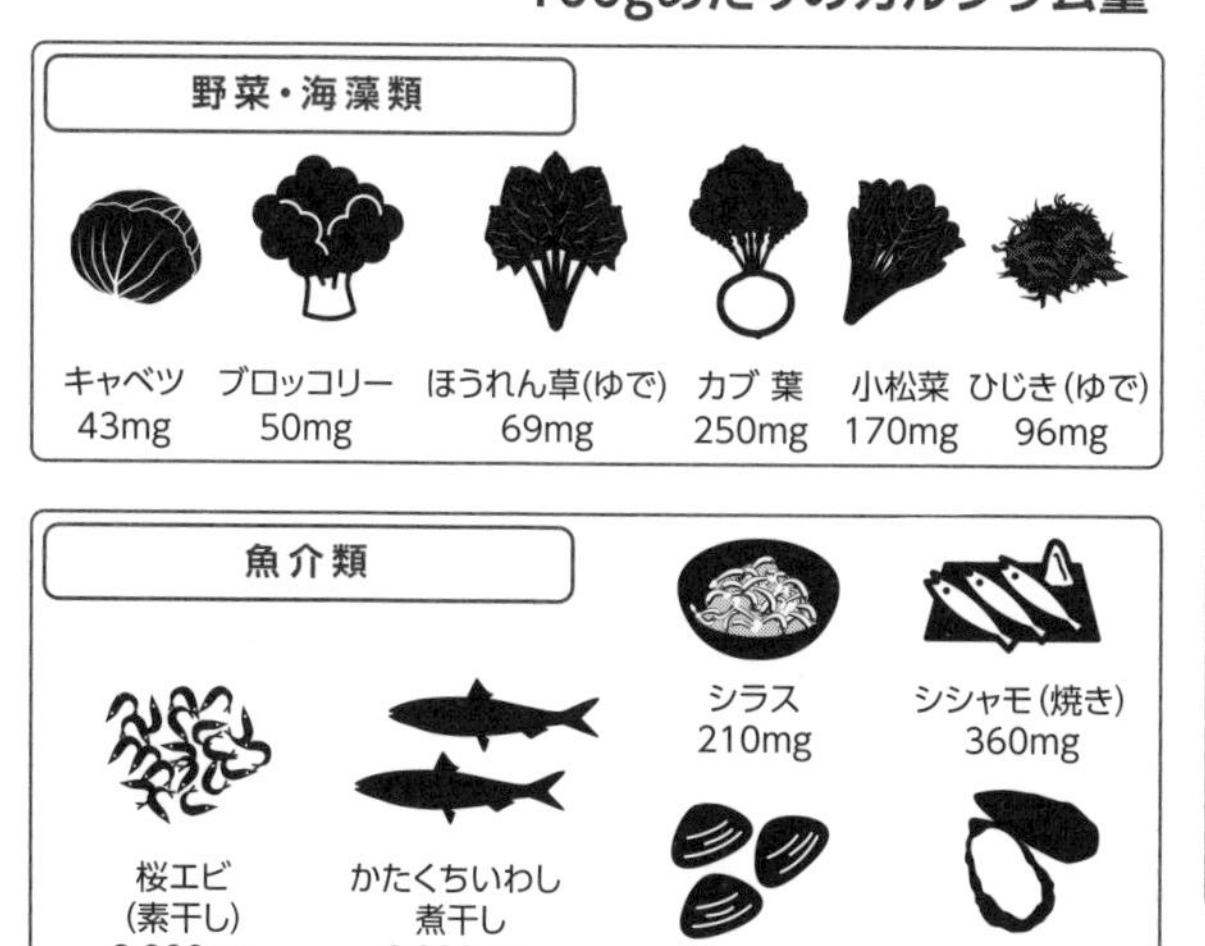

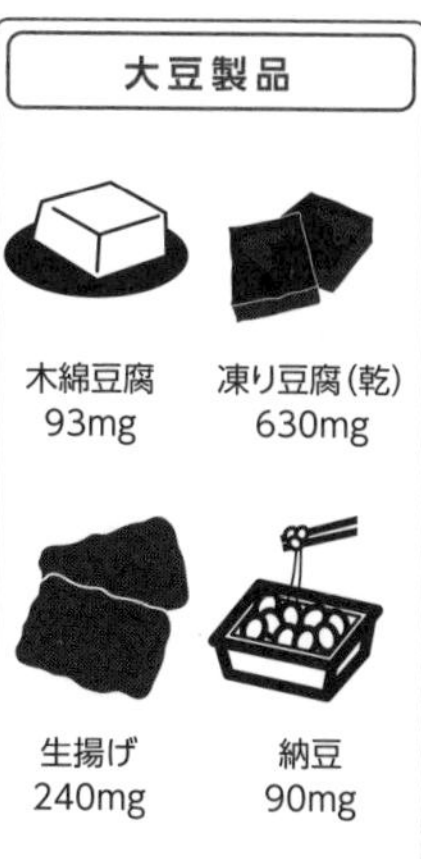

文部科学省「日本食品標準成分表2020年版(八訂)」より

肉食系ほど骨はスカスカでモロイ

「動物性たんぱく質の摂取」と「骨折の発生率」との関係も明確に立証されている（**図50**）。

研究対象は、33か国、87件の調査を総合したもの（カリフォルニア大医学部サンフランシスコ校）。

グラフのヨコ軸は、摂取する「植物性たんぱく質」に対する「動物性たんぱく質」の割合。つまり、「植物性たんぱく質」÷「動物性たんぱく質」の数値。両者の摂取量が同じなら目盛りは１・０倍。そして右にいくほど「植物性たんぱく質」の量が多くなる。タテ軸は「股関節」骨折の発症率。

この調査によって「動物性たんぱく質」より「植物性たんぱく質」を多くとれば、それだけ骨折率が低くなる、という見事なほどの相関関係がわかった。ぎゃくに「植物性たんぱく質」より「動物性たんぱく質」を多くとる（1・0以下）国は、骨折率が爆発的に上昇している。

このカリフォルニア大リポートの結論はシンプルだ。

牛乳や乳製品は「動物性たんぱく質が豊富な〝完全栄養〟」が売りだったけれど、動物性たんぱく質を多くとるほど骨折率は増える〝不完全栄養〟だったのだ。

骨からカルシウムを脱落させ、骨密度を下げるのは「動物性たんぱく質」である。**これは牛乳を大量に飲むほど骨粗しょう症が急増し骨折が増える**ことも裏づけている。

図51は、動物性たんぱく質摂取量と、骨粗しょう症による骨折の国別比較。肉、牛乳を多くとるほど骨折が増えている。それがはっきり証明されている。

また、別の65歳以上、約１０００人の女性を対象におこなった「骨粗しょう症性骨折の研究」では、骨折体験、食生活、動物性たんぱく質、植物性たんぱく質の摂取量などを、７年間かけて聞き取りした結果「『植物性たんぱく質』に対する『動物性たんぱく質』の割合がもっとも高かった女性は、もっとも低かった女性にくらべ、骨折が３・７倍も高かった」という。骨折率が最低だった女性でさえ、総たんぱく質摂取量のおよそ半分を動物性食品からとっていた。

「動物性たんぱく質」を多くとるほど、骨折が増えることがここでも証明された。

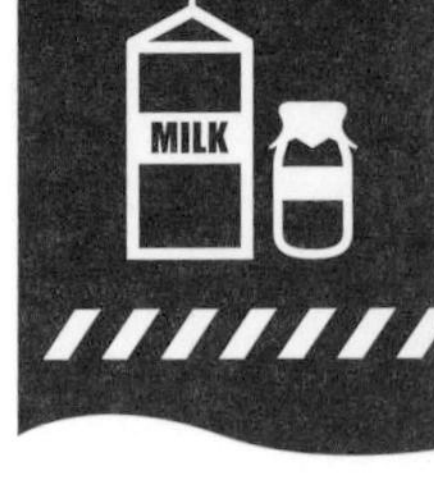

図50 植物性たんぱく質と動物性たんぱく質の摂取比と骨折

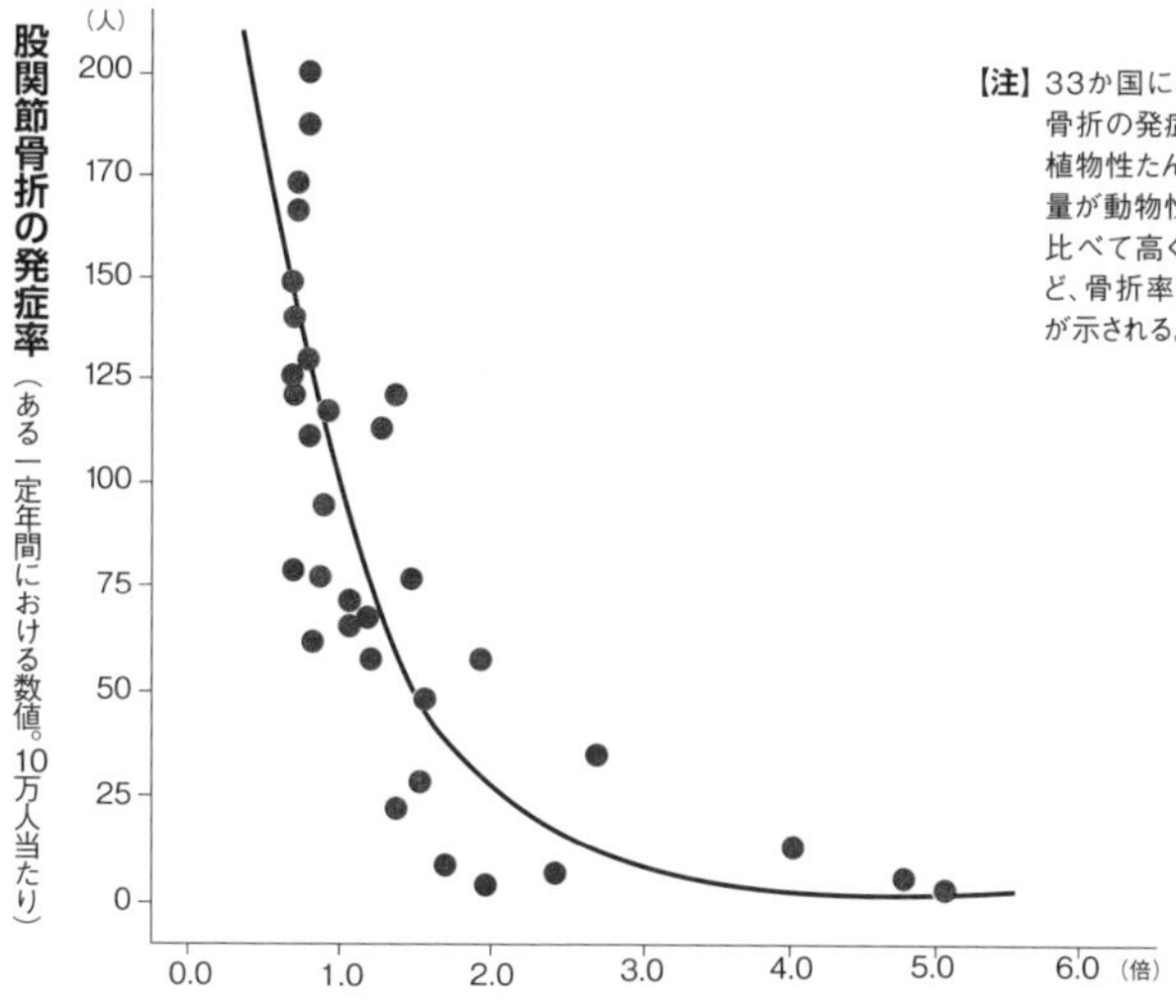

【注】33か国における股関節骨折の発症率を示す図。植物性たんぱく質の摂取量が動物性たんぱく質に比べて高くなればなるほど、骨折率が低くなることが示される。

出典:「葬られた「第二のマクガバン報告」(中)」

図51 動物性たんぱく質摂取量と骨粗しょう症による骨折

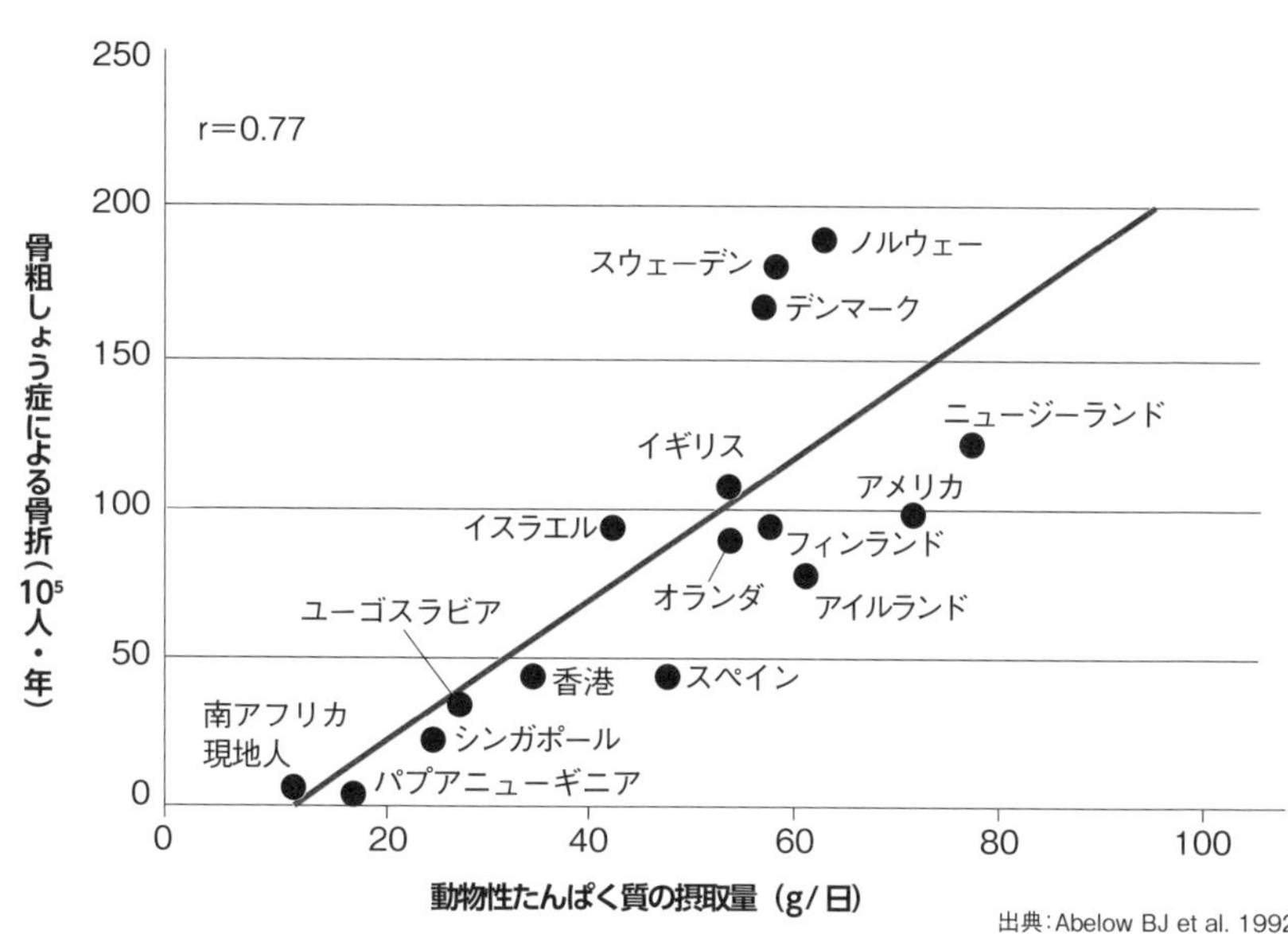

出典:Abelow BJ et al. 1992

16 結石
——イタタッ……石持ちは美食三昧を反省せよ

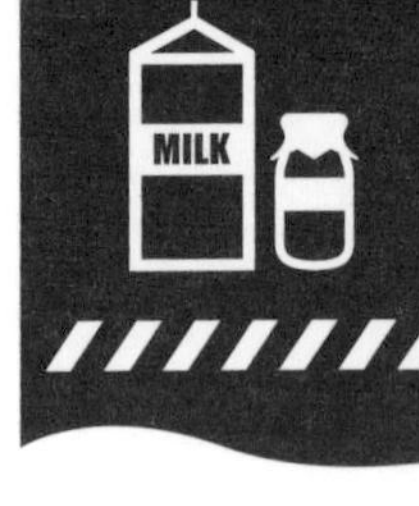

肉類、牛乳、乳製品、卵はどれも動物性たんぱく質である。

これらを過剰摂取すると体内に『酸』を生成する。それを中和するために体では骨からカルシウムを溶出する。骨から溶出したカルシウムは尿中に排泄される。

図52は、動物性たんぱく質たっぷりの食事をとったあと、尿に溶けだしたカルシウムの変化をあらわす。

「動物性たんぱく質55グラム」の食事では、尿中にカルシウム溶出はみられない。しかし**動物性たんぱく質（マグロ）を34グラム追加したあとでは、尿中カルシウム濃度が上昇している**。これは並盛り海鮮丼を、さらにマグロ切身を追加した特上丼にしたようなものだ。

同様に尿中に溶け出るシュウ酸濃度も測定された。やはり、カルシウムと同じ溶出と増加を示している（ロバートソン博士らの研究）。

このカルシウムが、腎臓や尿路、膀胱などに結石として沈着し、さらなる悪さをする。

結石とは、腎臓から尿管、膀胱、尿道という尿の通り道（尿路）にできるシュウ酸カルシウムやリン酸カルシウムなどのかたまり（結石）が形成される病気のことである。

結石のある部位によって、腎臓結石、尿管結石、膀胱結石、尿道結石という。総称して尿路結石ともいう（図53）。

たとえば腎臓結石の患者には、次のような症状がある。

▼急性腎疝痛（激しい腹痛）、▼血尿（痛みをともなう）、▼発熱（感染をともなう）、▼鈍痛（腰、腹部に不規則）、▼吐き気、おう吐、▼落ち着きのなさ、▼頻尿など。

結石は、腎臓にある間はほとんど痛みはないが、結石が腎臓から尿を運ぶ細い尿管の中を通過するときに、突然激痛がおそってくる（急性腎疝痛）。

この痛みを経験した人は、決して忘れることはないという。

不幸なことにアメリカ人の15％は、生きているあいだに「腎臓結石」があると診断されるという。

肉、魚、牛乳、チーズなど美食三昧のツケは体内から激痛としておそってくるのだ。

骨から溶け出たカルシウムが"石"になる

図52 動物性たんぱく質摂取でカルシウム溶出

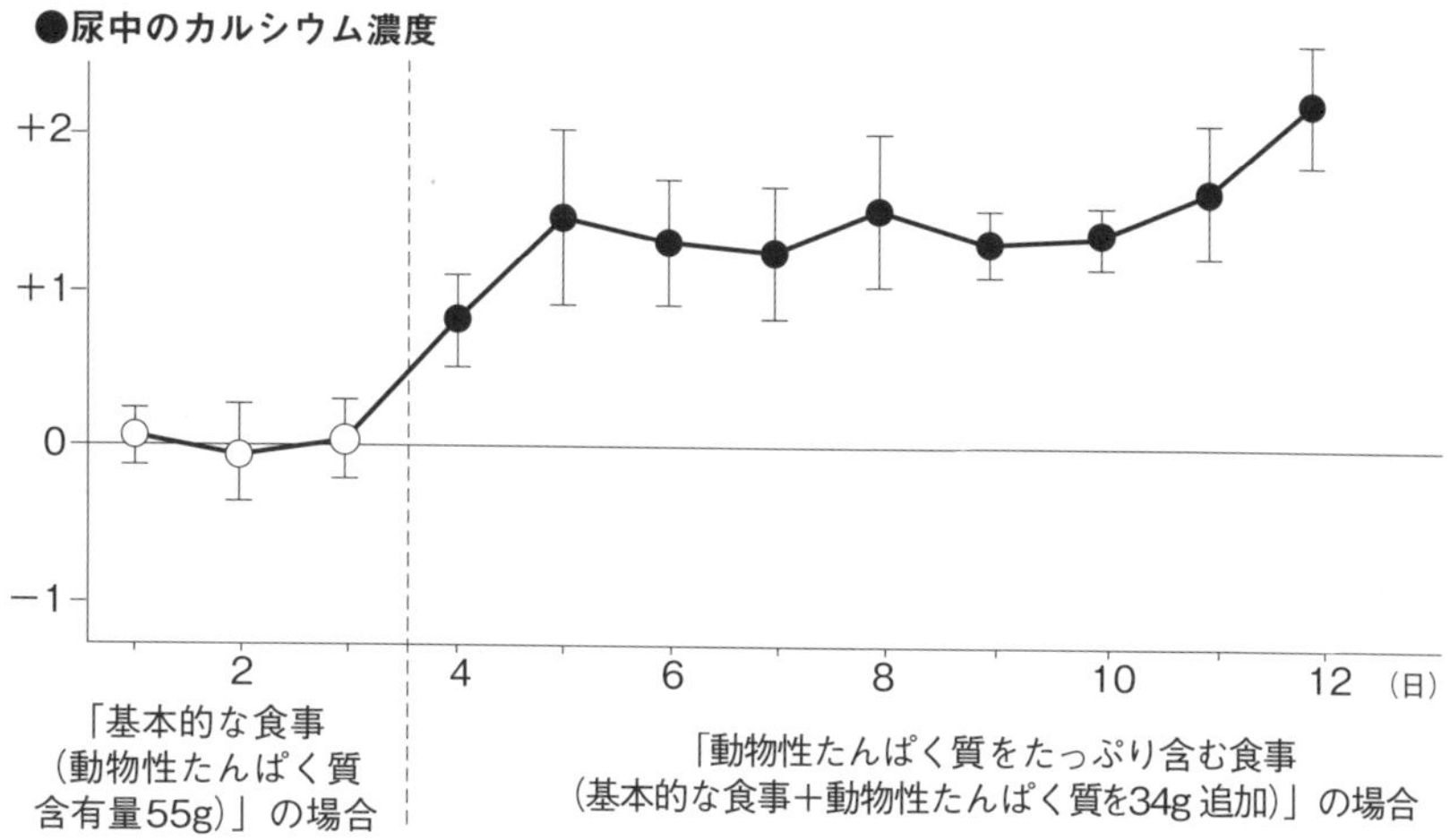

出典:「葬られた「第二のマクガバン報告」(中)』

図53 結石とは

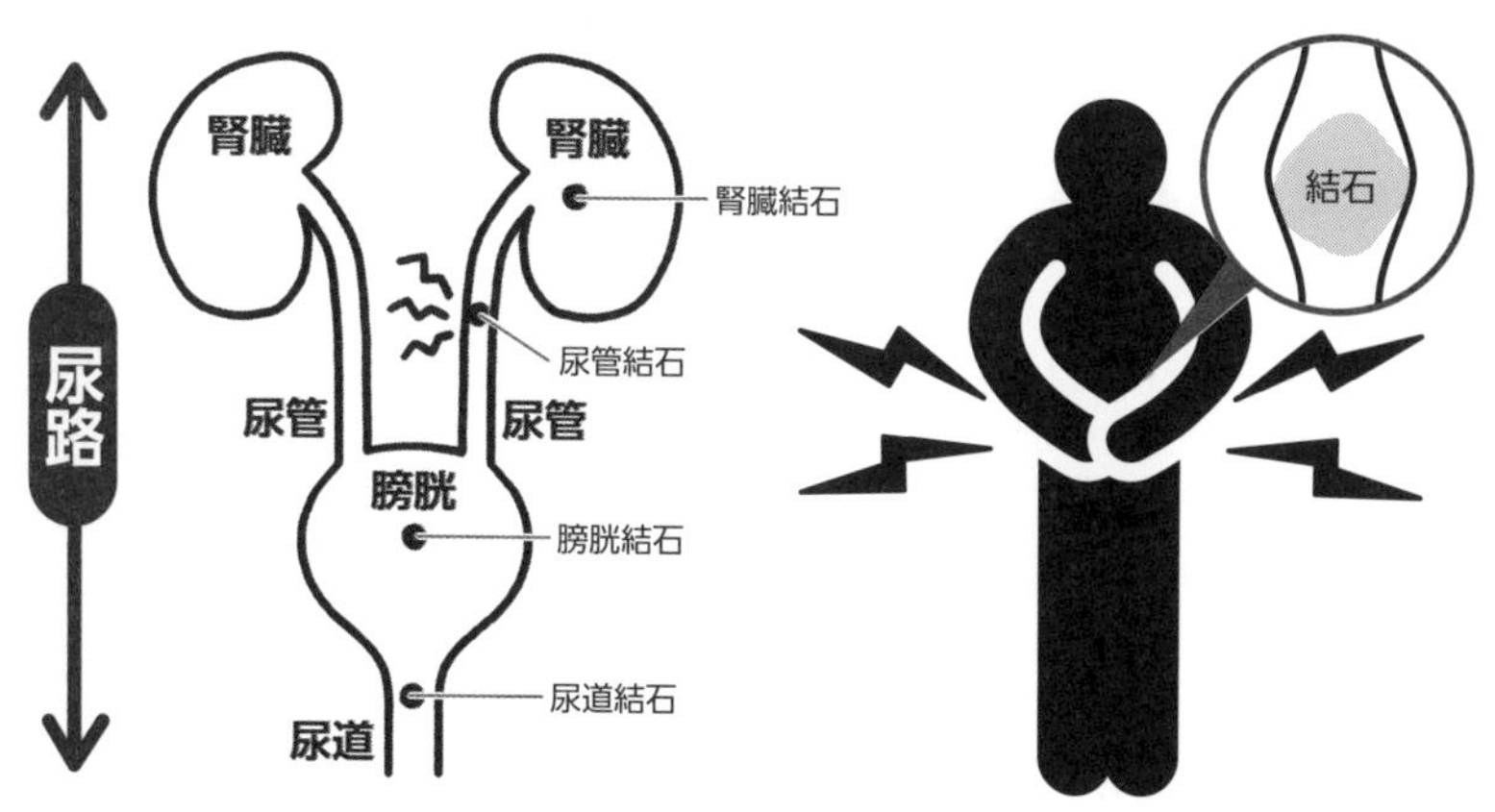

動物性たんぱく質の安全値は1日21g以下

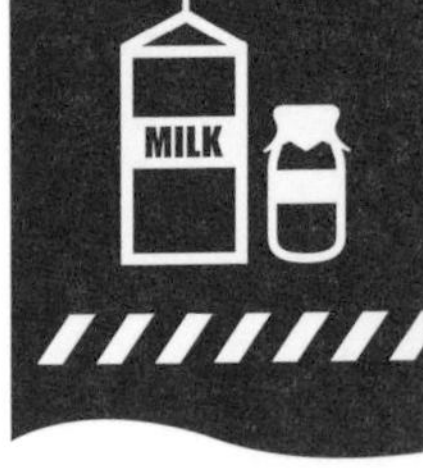

どうすれば結石を回避することができるのか。

それを知るためには、骨からカルシウム溶出のメカニズムを理解する必要がある。

図54は「肉・魚のたんぱく質摂取量（一日一人あたりのグラム）」と「尿路結石」の罹患率（人口1万人当たり）だ。動物性たんぱく質摂取量が21～22グラムでは18人前後だった尿路結石患者が、24グラム超で患者が急増して26人を突破している。つまり、**結石を起こさない肉・魚のたんぱく質摂取の安全値は1日21グラム以下**だということだ。これ以下に抑えているかぎり、尿路結石とは無縁の生活が送れるだろう。

ここでは、肉と魚のたんぱく質にかぎって比較しているが、牛乳やチーズなど乳製品を多くとっても同じ結石ができるはずだ。多量の牛乳や乳製品を消化するときも、やはり「酸」が発生し、それを中和するため骨からカルシウムが溶出するからだ。尿中へのカルシウム流出も、あるボーダーラインを超えた時点でダーッと出始める。動物食もなにごとも度を過ぎると、そのツケがまわってくるのである。

また、一般的なアメリカ人男性は、1日あたり約90～100gものたんぱく質を摂取しているという。その大半が動物性食品によるものだ。

腎臓が長期にわたりカルシウムとシュウ酸の攻撃を受け続けていると、腎臓結石になる可能性が高まる。

動物食と結石の因果関係を証明したロバートソン博士は論文で次のように強調している。「尿路結石症（腎臓結石の形成）は世界的な問題である。これは先進工業国で定着している乳製品の多い食事、すなわち、超高カロリーで低食物繊維の食事によって悪化し、特に動物性たんぱく質をふくむ食べ物は健康に悪影響を与える。

そのため、高カロリー食の少ない食事、よりベジタリアンに近い食事に転換すると、結石の形成リスクを減らすことができる。また、腎臓結石の形成は、フリーラジカル（活性酸素）の活動によって開始される可能性がある。そのため、抗酸化物質を含む植物性食品の摂取によって防ぐことができるといえる」（**図55**）。

“石持ち”の原因は、動物性たんぱく質の食べすぎ

図54 肉・魚のたんぱく質摂取量と尿路結石の罹患率

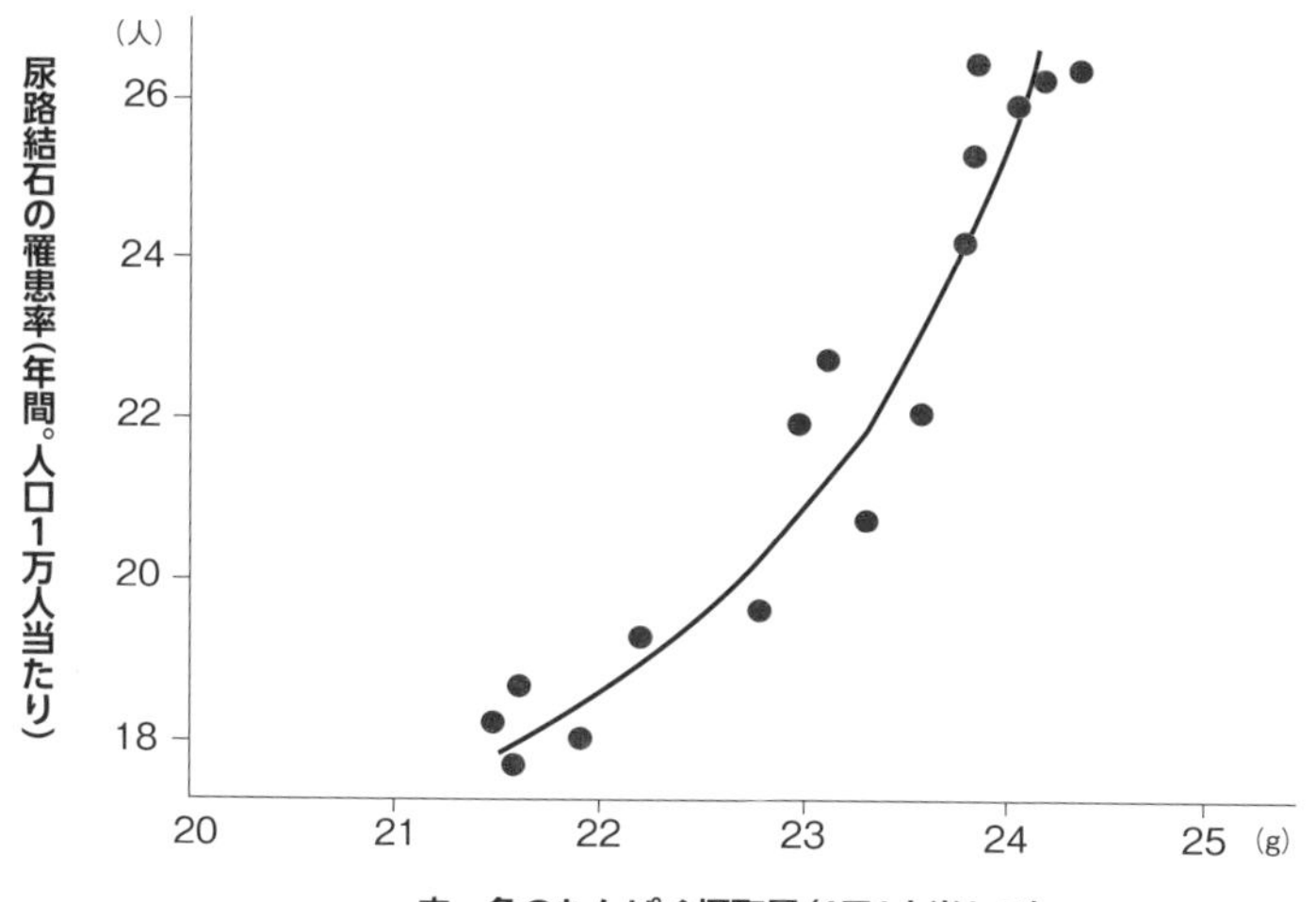

【注】図は1958年から73年までのイギリスにおける研究結果で、動物性たんぱく質を1日21グラム以上摂取すると、「尿路結石」の罹患率が急上昇することを示している。なお尿路結石は、「腎臓結石」「尿管結石」「膀胱結石」「尿道結石」の総称。

図55 動物性たんぱく質、植物性たんぱく質の違い

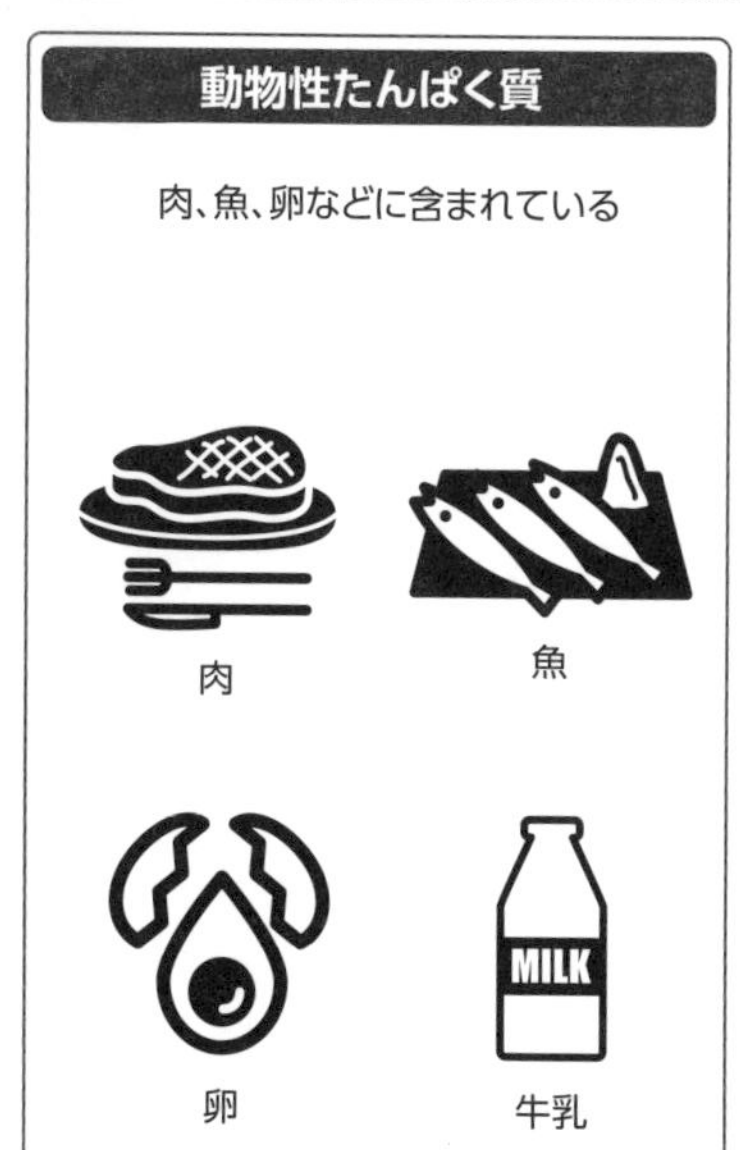

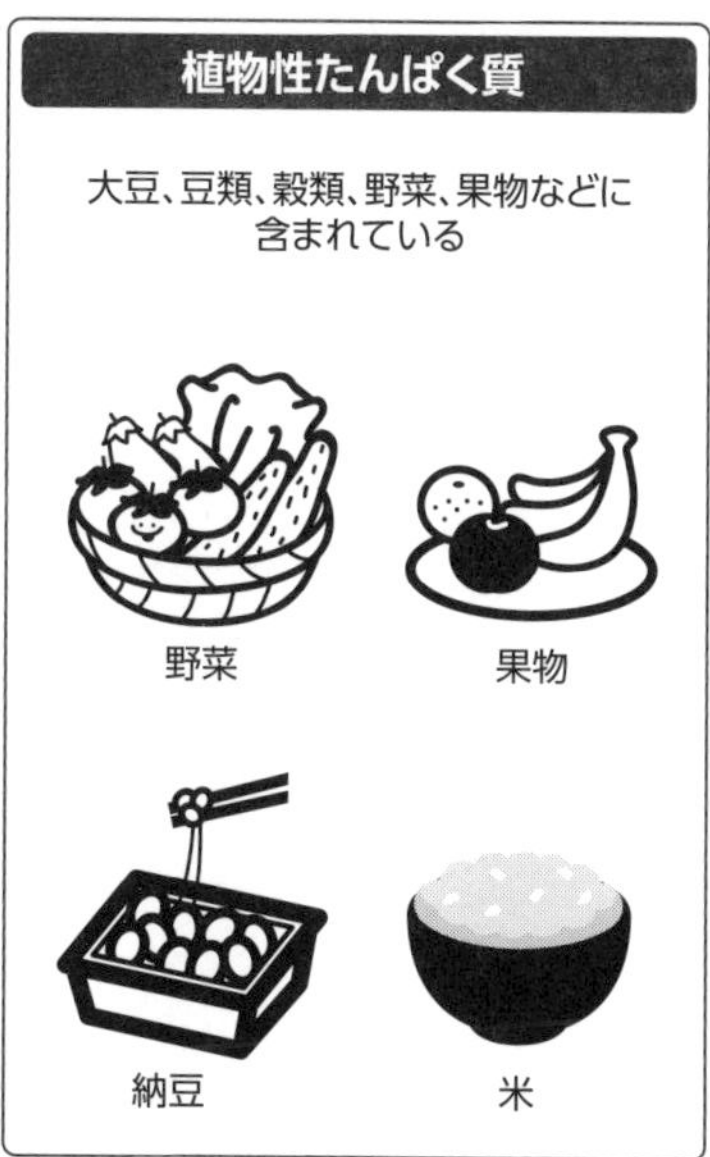

17 虫歯——哺乳ビンを与えて寝かせて、歯が溶ける

牛乳を飲むほど、虫歯が増える。

警告するのは、米ペンシルベニア大学で歯科学を研究するF・カスターノ博士だ。虫歯の元凶となるのは、粉ミルクの哺乳ビン育児だという。

多くの母親は、人工栄養ミルクの入った哺乳ビンを赤ちゃんに与えて寝かしつける。そのあとに問題が発生する。赤ちゃんが人工ミルクを飲み終わると、それが歯を侵蝕し始めるのだという。粉ミルク育児が赤ちゃんの歯を蝕むのは、次のとおりだ。

まず、睡眠中は口の中を清潔に保つはたらきをしている唾液の分泌が減少する。そして口内に残っているミルクは、消化も洗浄もされない。そのため、歯に付着して、酸化し、口内に生息する細菌にとって格好の栄養源になるのだ。この細菌は、歯垢を形成する原因となり、歯の表面を腐食する。

さらに、忘れてはいけないのは、市販粉ミルクには、甘い砂糖が配合されていることだ。これは虫歯菌にとっては、〝ごちそう〟である。

こうしてミルクと砂糖成分は、ダブルで赤ちゃんの歯をアタックする。この哺乳ビン虫歯を防ぐ唯一の方法は、母乳育児だ。

さらに牛乳・乳製品を摂ると、その消化の過程で〝酸毒〟が生じることを忘れてはいけない。それは、体液を酸性にかたむける。血液PHが酸性にかたよりすぎた状態を酸血症（アシドーシス）と呼ぶ。それは、死を招きかねない最悪の事態である。

そのため身体は、その牛乳や乳製品を摂って酸性にかたよりすぎた非常事態を回避するために、**骨からアルカリ性のカルシウム・イオンを溶出させ、酸性を中和して危機を避ける**。

このとき、歯からもカルシウム脱落が起こる。これも牛乳で虫歯が増える理由である（図56）。

牛乳を飲む習慣が、じっさいに虫歯につながる可能性があることは、まさに皮肉というほかない。

ほとんどの母親は、子どもの歯と骨が強くなることを期待して、牛乳を飲ませているのだから。

図56 牛乳飲むほど虫歯が増える

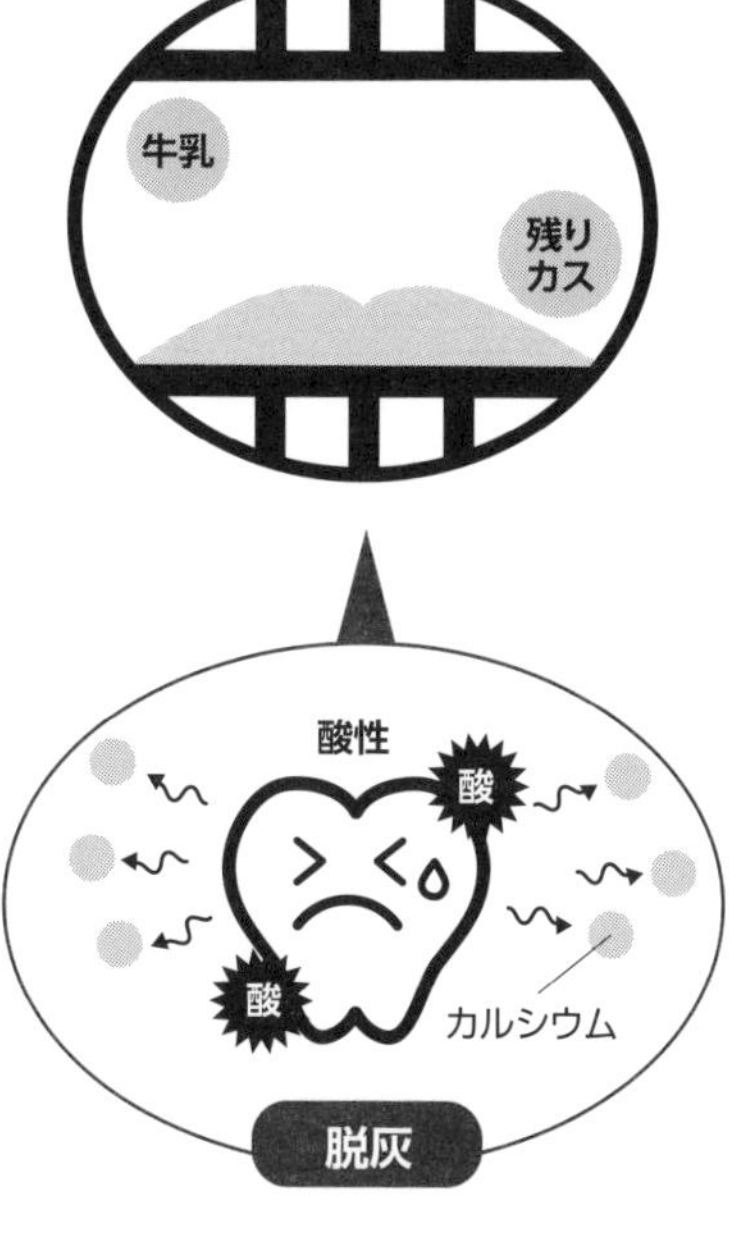

口内に牛乳や食べ物が残っていると
歯に付着して、糖から酸を作り出す。
口の中が酸性に傾くと、歯を溶かし
歯の表面を腐食していく(脱灰)

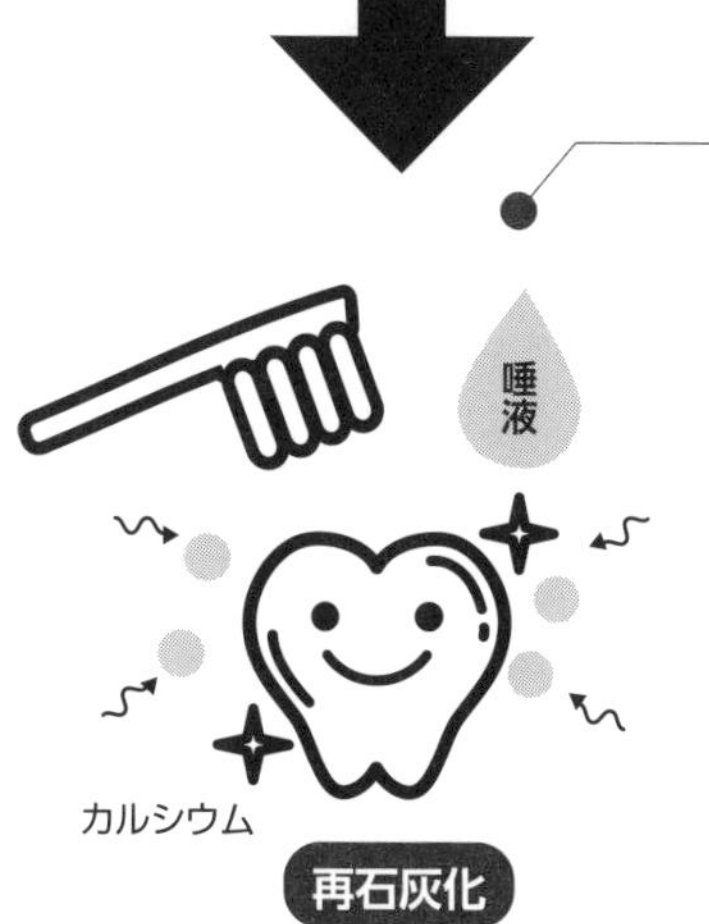

本来ならば、唾液の力で酸を洗い流し
失われた歯の部分に再び補充する
(再石灰化)

だが「睡眠中」は、
唾液の分泌が減少するため
牛乳を飲んだあとに
すぐに眠ってしまうと
虫歯を促進することになる

Column

牛乳・乳製品・お肉好きな人への健康提案！

「牛乳やお肉が体に悪影響を及ぼすかもしれないことはわかったけれど、好きだから、つらい！」という人もいるだろう。

そういう「牛乳好き」な人に私がすすめるのは「豆乳」だ。風味は、ほとんど牛乳と変わらない。なのに、豆乳の原料となる大豆は、アメリカ政府公認の抗ガン食ベストワン。

牛乳には発ガン性があるが、大豆はベストの抗ガン食なのだ。この差はスゴイ！

また、「チーズ好き」のあなたにも裏技を紹介しよう。

豆腐の水をきって、大さじ一杯くらいの塩をまぶして、フキンで包む。それを、皿に乗せて冷蔵庫に1日以上置いておく。

するとアラ不思議。水分が抜けた豆腐が、〝チーズ〟に変身している！

まさに、ヘルシー豆腐チーズ。食べてみると、食味もチーズにそっくり。この手作り豆腐チーズなら、安上がりで、楽しめるだろう。

ちなみにベジタリアンのあいだで、あたりまえになっている食材がある。

それが〝ソイ・ミート〟だ。いわゆる、大豆たんぱくでつくった〝お肉〟。

見た目も、食感も、食味も、お肉そのもの。わたしも食べてみたが、まったくお肉料理と変わらない。

なのに、こちらは超ヘルシー！

「から揚げ」「ハンバーグ」「ミートボール」……なんでもあり。

肉好きの人は、こちらの〝お肉〟を日ごろ楽しんではいかがだろうか？

牛乳を豆乳に。チーズを豆腐に。そしてお肉もソイ・ミートにかえて、楽しくおいしくベジタリアンになりましょう。

そうすれば、すこやかな毎日を過ごすことができるようになる。

第5章

さらば肉、牛乳！難病、奇病もみごとに治る

——難病を大量生産、荒稼ぎ〝悪魔のマッチポンプ〟

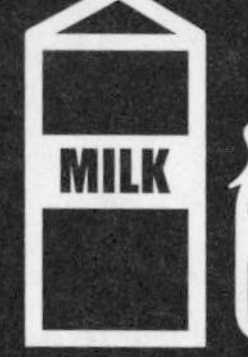

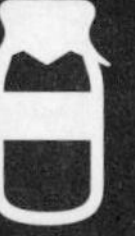

18 多発性硬化症
——牛乳を飲む人ほど難病も多い

多発性硬化症は恐ろしい病気だ。

その症状は名前のとおり全身が固まって動かなくなるというものだ。

患者の体は徐々に蝕まれ、歩行能力や視力を失っていき、急性発作をくりかえすようになり、10～15年後には、車椅子。やがてベッドに寝たきりで人生を終える。

多発性硬化症は自己免疫疾患とされている。しかし原因は不明。よって治療法も不明である。

アメリカ国内では、約40万人がこの病気で苦しんでいる。発病するのは20～40代の若い世代。女性患者が男性の3倍と多いのも特徴だ。日本でも増加中で、1万2000人の患者がいると推計されている。

この難病を生み出した〝犯人〟はだれなのか？

図57は、牛乳摂取と多発性硬化症の関係である。

牛乳摂取と発病に相関がみられる。牛乳がこの難病の原因になっていることが、はっきり証明されている。

「多国間を比較した研究では、飽和脂肪が多い肉の摂取は、牛乳同様、多発性硬化症と関係していた。いっぽう、オメガ3脂肪酸を多く含む魚の摂取は、この病気の罹患率が低いことと関係していた」（キャンベル博士）

飽和脂肪とは、融点が高く、肉類、牛乳、バター、卵黄などに多く含まれる。そのため一般的に「動物性脂肪」と呼ばれている。

肉や牛乳など動物性食品を多く食べると、飽和脂肪も多くとることになる。

図58は、多発性硬化症による死亡率（％）の比較だ。

左は「飽和脂肪」の摂取量20グラム以上のグループ。

右は「飽和脂肪」の摂取量20グラム未満のグループ。

前者は後者の3倍も死亡している。

両者の差は「動物性脂肪」を1日20グラム以上、食べたか、食べなかったか。ただそれだけのわずかなちがいだけだ。

動物性脂肪を毎日20ｇ以上食べただけで、3倍も死亡率に開きが出たのだ。

難病、多発性硬化症の元凶は、肉、牛乳、乳製品などの動物性食品だということは、明白である。

動物脂肪摂取が多いと、患者の死亡率は3倍！

図57 牛乳摂取と多発性硬化症の関係

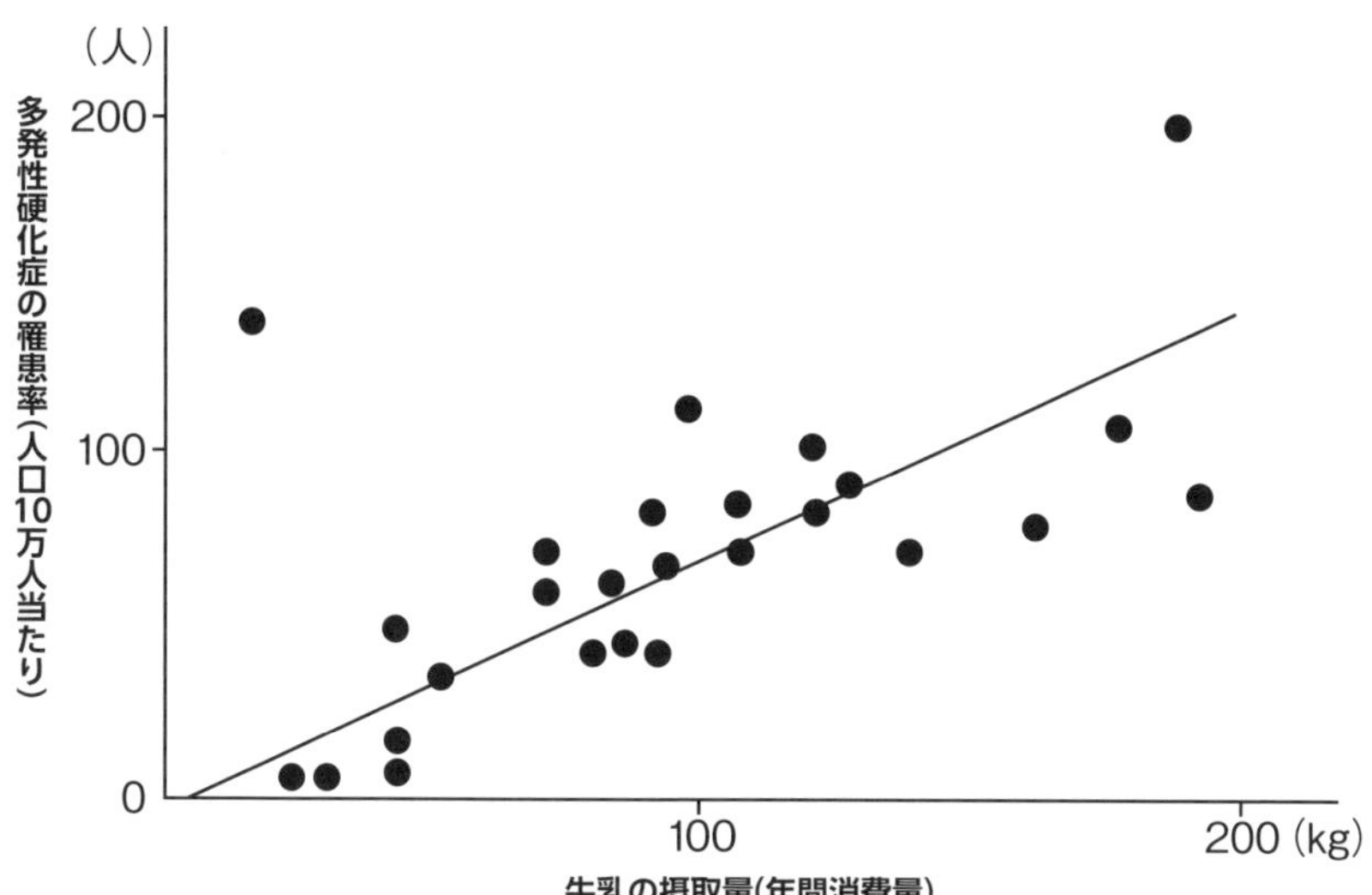

【注】24か国（26集団）の「牛乳摂取量と多発性硬化症の罹患率」との相関関係を示したもの。

出典：『葬られた「第二のマクガバン報告」（中）』

図58 難病、多発性硬化症治療は菜食しかない

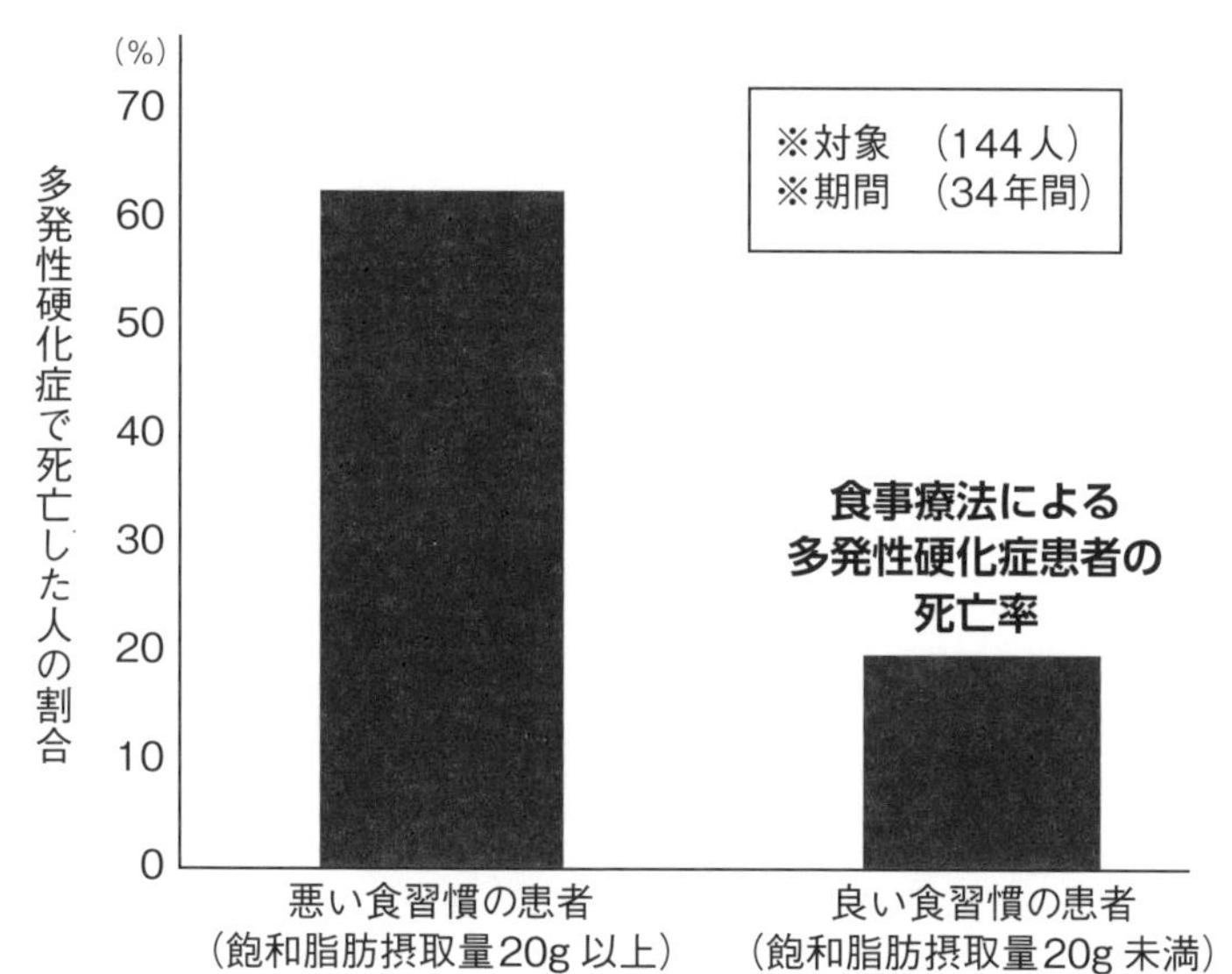

出典：『葬られた「第二のマクガバン報告」』

19 筋萎縮症（ＡＬＳ）——牛乳を飲む習慣の人に多発している

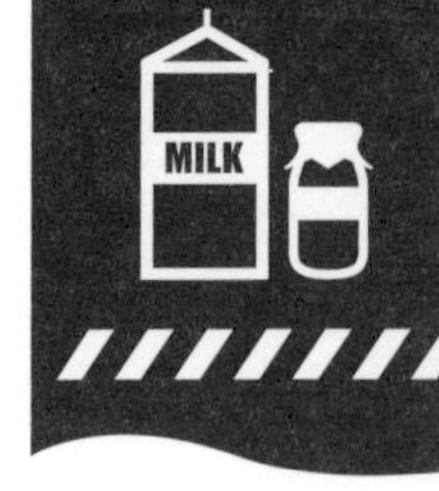

筋萎縮症（ＡＬＳ）も、多発性硬化症によく似た難病だ（正式名称：筋萎縮性側索硬化症）（**図59**）。

「……手足、のど、舌の筋肉や呼吸に必要な筋肉が、だんだんやせて力がなくなっていくものだ。しかしこれは、筋肉の病気ではない。筋肉を動かす神経（運動ニューロン）だけ障害を受ける」（難病情報センター）。

重症になると、全身の筋肉がすべて動かなくなり、ベッドに寝たきりになり、最後は、目だけを動かせるくらいにまでマヒは進行する。

この病気もまた、多発性硬化症と同様あまり解明されていない神経の病気で、医学界は「原因も、治療法も不明」だとしている。

その発病原因として、**やはり牛乳が急浮上している**。

Ｆ・オスキー博士の報告によると、テキサス州ヒューストンにあるベイラー医科大の研究グループが「牛乳を飲む習慣と筋萎縮症（ＡＬＳ）の因果関係」を指摘したという。やはり、カギは不自然な牛乳多飲にあったのだ。

また、神経学の専門家によるＡＬＳ患者25人を対象にした研究では、病因とみられる多くの因子を分析し、同様の年齢、人種、経済的事情、教育水準を、対照群の25人の健常者と比較した。

するとＡＬＳ患者に共通する、次の３つの特徴があきらかになった。**①鉛と水銀にさらされる度合いが大きい。③牛乳をより多く飲んでいた。②スポーツをよくする傾向がある。**（**図60**）。

①の鉛、水銀などは特殊すぎる。②スポーツは原因にならない。すると残る犯人は③牛乳の多飲にしぼられる。

また、ＡＬＳ発病と悪化に「牛乳、牛肉、豚肉、加工肉」が関係していることを指摘する研究もある。

さらにその研究は、ＡＬＳ症状を改善する重要な食物もつきとめている。

それは「野菜、果物、卵、魚、鶏肉、ナッツ、種子、健康油」で改善するというものだった。

まさにこれは日本の伝統食そのものである。このように植物性食品中心の食事をしていれば、恐ろしい難病ＡＬＳにかかりようがないのである。

原因・治療法が不明の病気の一因に牛乳が浮上

図59 筋萎縮症（ALS）とは

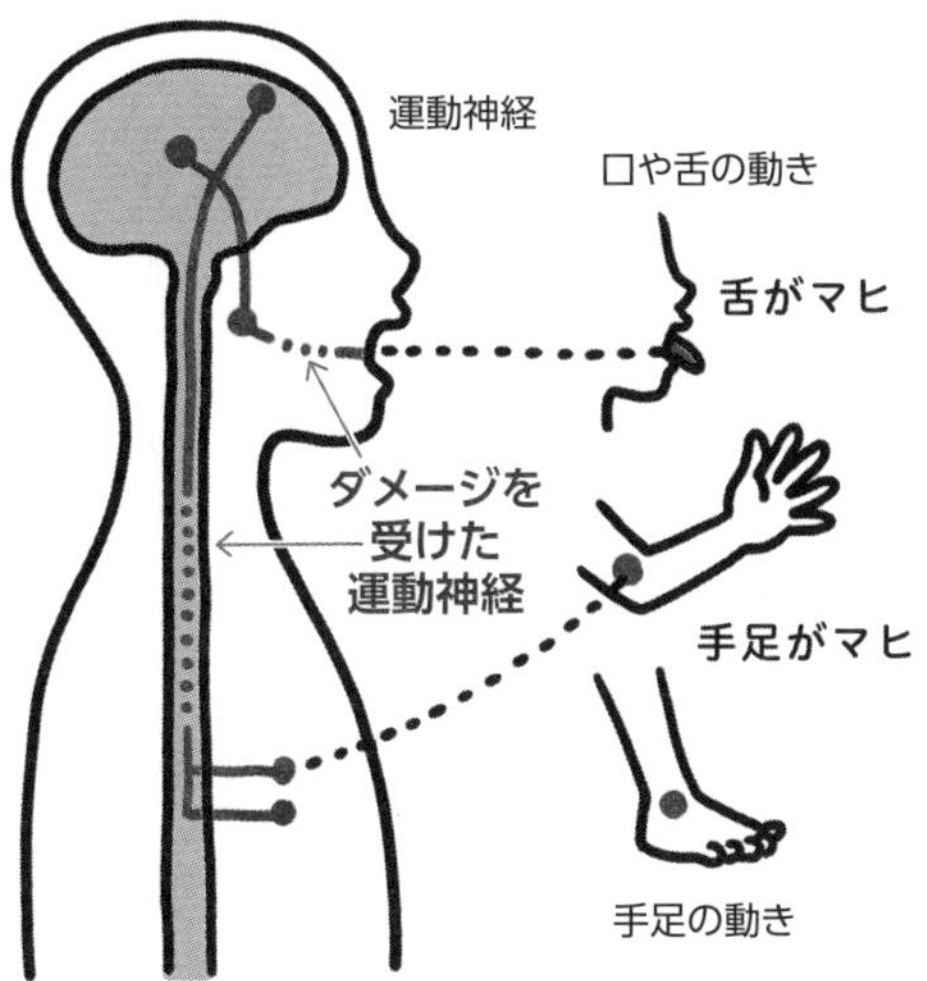

ダメージを受けた運動神経は脳からの指令を筋肉に伝えることができない

- 筋肉を動かす神経(運動ニューロン)が傷害される
- 感覚神経は保たれる
- 徐々に全身が動かなくなり、人工呼吸器が必要になる

図60 日本人のＡＬＳ患者数推移

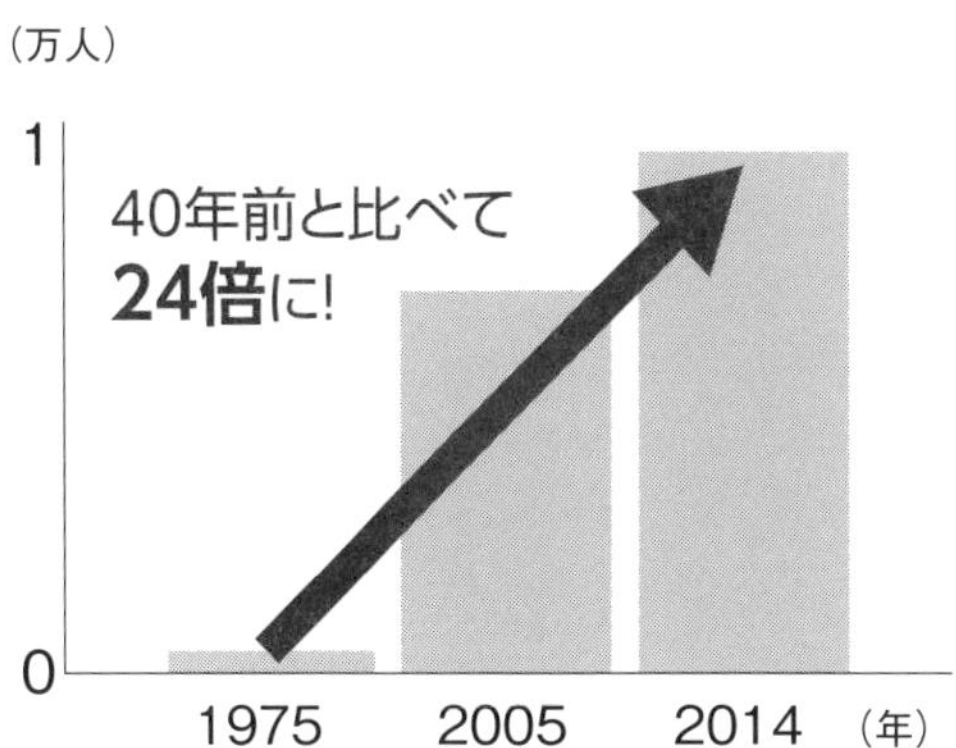

ALS患者の共通点

❶ 鉛と水銀にさらされる度合いが大きい

❷ スポーツをよくする傾向がある

❸ 牛乳をより多く飲んでいる

厚生労働省の調査によると1975年には416人の患者しかいなかったALS患者が、2005年には7,302人となり、2014年には9,950人へと推移している。

20 リウマチ性関節炎——牛乳やめたらピタリと治る!?

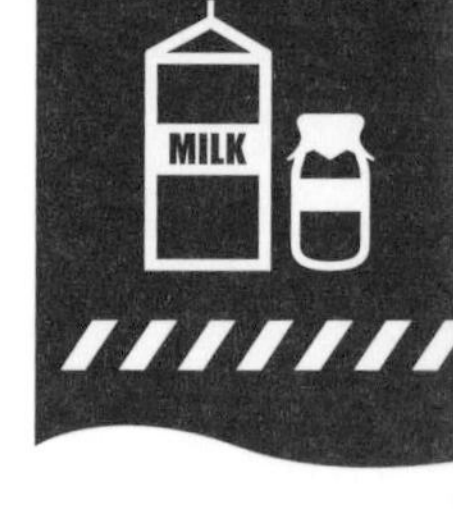

リウマチ性関節炎とは、関節が炎症を起こし、軟骨や骨が破壊されて関節の機能が損なわれ、放っておくと関節が変形してしまう病気のことである（図61）。

腫れや激しい痛みをともない、関節を動かさなくても痛みが生じるのが他の関節の病気とは異なる点だという。

このつらいリウマチも、医者は「原因不明」と、とぼけている。

彼らは、患者に治ってもらっては困るからだ。一生、クスリ漬けでかせぐのがねらいなのだ……。

ここでは、その原因をズバリお教えする。

それは、やはり、牛乳だった。

米アラバマ州モンゴメリー在住の小児科医D・バゲット医師は、長年の研究の末、ついにリウマチ性関節炎の原因をつきとめた。

「牛乳を飲む習慣」と「未成年者のリウマチ性関節炎」の間に密接な関係を発見したのだ。

以下は、バゲット医師の報告。

「……これまで、早期リウマチ性関節炎の兆候と症状をもつ子どもを何人も診断してきました。そのなかの数人は、おどろくほど病状が進行していました。

しかし、幸運にも、過去8年間にわたって、ひとりの例外もなく、牛乳・乳製品を食事から除去するだけで、病状をやわらげ、子どもたちを健康な状態に確実に戻すことができました」。

8年間、ひとりの例外もなく「牛乳除去」で、治しているのがスゴイ！

「……ある女の子は、リウマチの著名な専門医から、真性のリウマチ性関節炎と診断されて治療を受けてきたのですが、私のもとで指導を受けて牛乳をやめたところ、症状がかなり改善し、たいへん喜んでいます」（『牛乳は危険がいっぱい』）

オスキー博士は「牛乳除去」治療の成果を高く評価している。

リウマチ性関節炎の痛みと関節の腫れは、牛乳アレルギーのあらわれのひとつなのかもしれないと、博士は言う。

図61 リウマチ性関節炎の症状

関節の腫れ・痛み

「左右対称」に「複数」の関節が慢性的に腫れ、痛み。
全身のさまざまな関節に痛みが起こる。
特に手足の指や手首などに発生しやすい。
特に、朝起きて30分以上、
手のこわばり感などが続く。

関節の変形

放っていおくと
「く」の字に曲がる
などの変形が起こる。

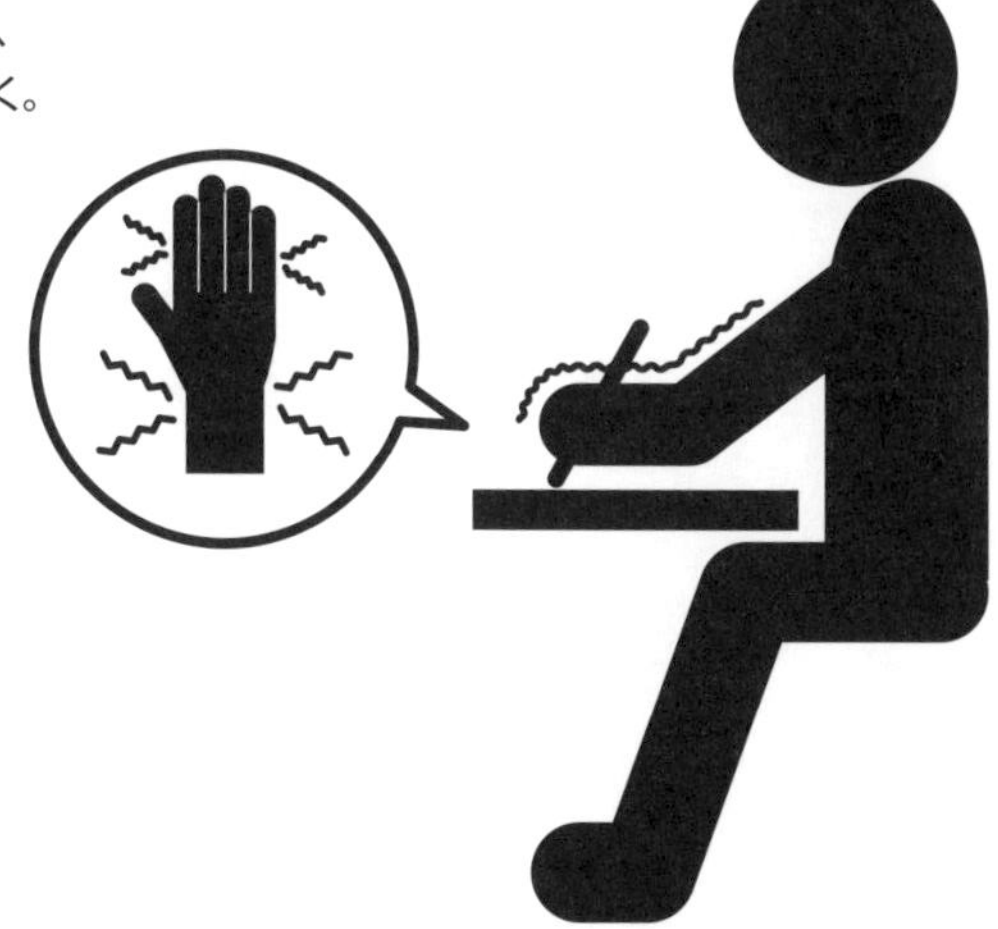

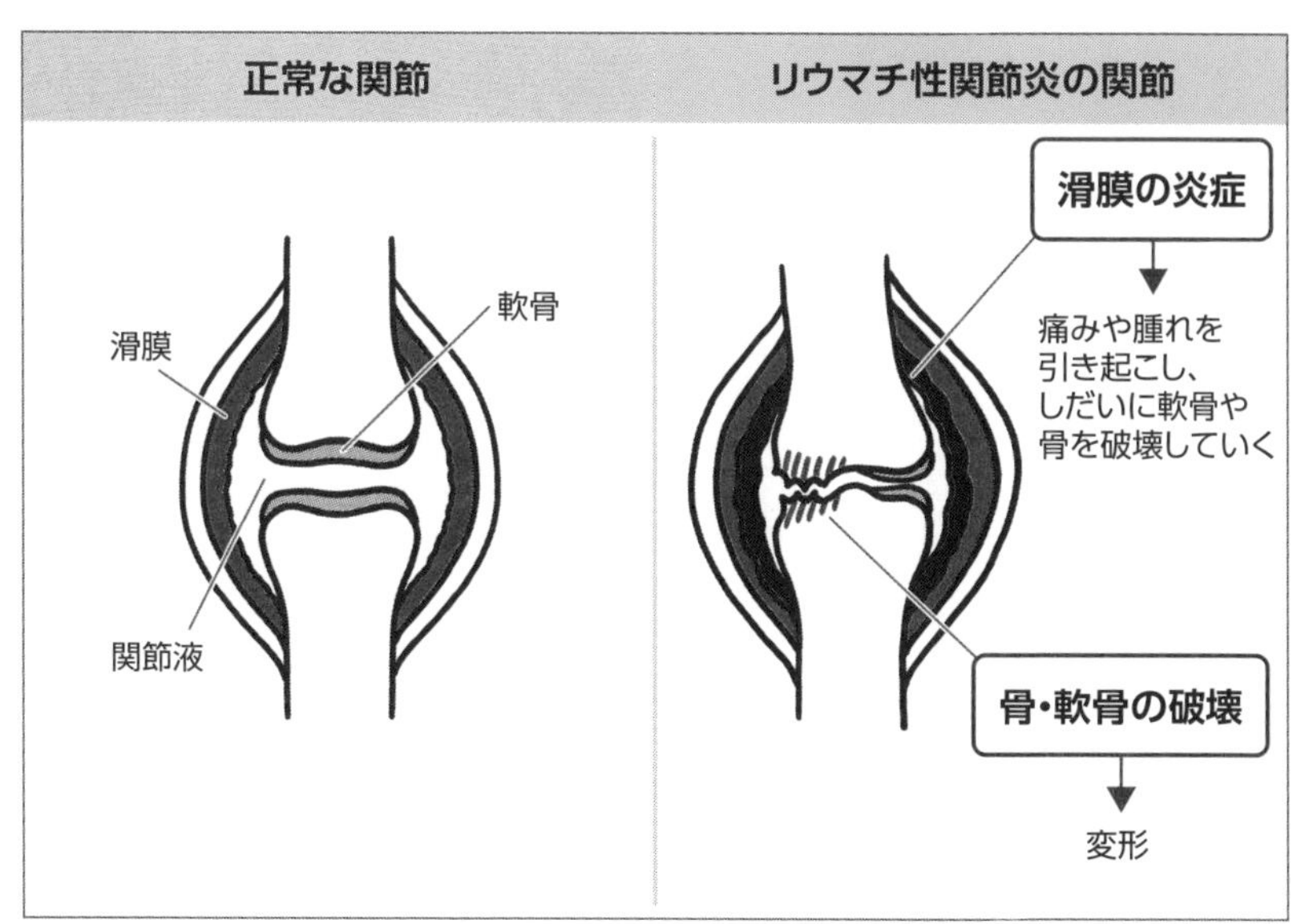

21 クローン病
――小腸、大腸の炎症が爆発的に増加

クローン病とは、聞きなれない病気だ。

炎症性腸疾患のひとつで、おもに小腸や大腸など消化管に炎症がおきることにより、ビラン（ただれ）や潰瘍ができる原因不明の慢性病だという。これも、やはり「原因不明」だ。

クローン病の増加グラフをみて、私は仰天した（図62）。**1976年は患者数はゼロ。それが定規で引いたかのように一直線で急増**している。あまりに不自然きわまりない。

このグラフを見れば、クローン病の原因も見当がつく。以前にはなかったもの。76年以降に急激に増えたもの。それは、牛乳、乳製品、肉類、動物性脂肪、砂糖などである。加えて、症状を悪化させる「特効薬」が〝開発〟されたとにらんでいる。

また、**肉、乳製品に含まれるカゼインなどの動物性たんぱく質は〝リーキーガット〟などの腸の障害もひき起こす。**

〝リーキー〟とは英語で「もれる」、〝ガット〟は「腸」という意味だ。

つまり腸から消化中の食物が血中に「もれる」症状である。

クローン病は、リーキーガットが悪化、重症化したものだ。

鶴見医師が出会った患者のなかには、妊娠中に牛乳を毎日5本飲み、チーズもよく食べていた親から生まれた子の腸に穴があいていたという事例があったという。腸に穴があくのは〝リーキーガット〟症候群だ。

その子は、成長して24歳の今でも〝大便〟が小腸に逆流し、尿を汚染しているという。通常、腸には回盲部という部分があるため、便は小腸に逆流しない。

しかし、そこまで炎症を起こしているので、便が小腸に上がっていき、そこに〝大穴〟があいてるので血に流れこんで、おしっこから出るのだ。だから小腸からたんぱくも吸収されず、常にガリガリでアレルギーだという。

だから、原因がうたがわれる牛乳や脂肪、油が多い多脂性食品などの食品を摂るのを、まずやめる。

それが、第一歩だ。

図62　クローン病の患者数の推移

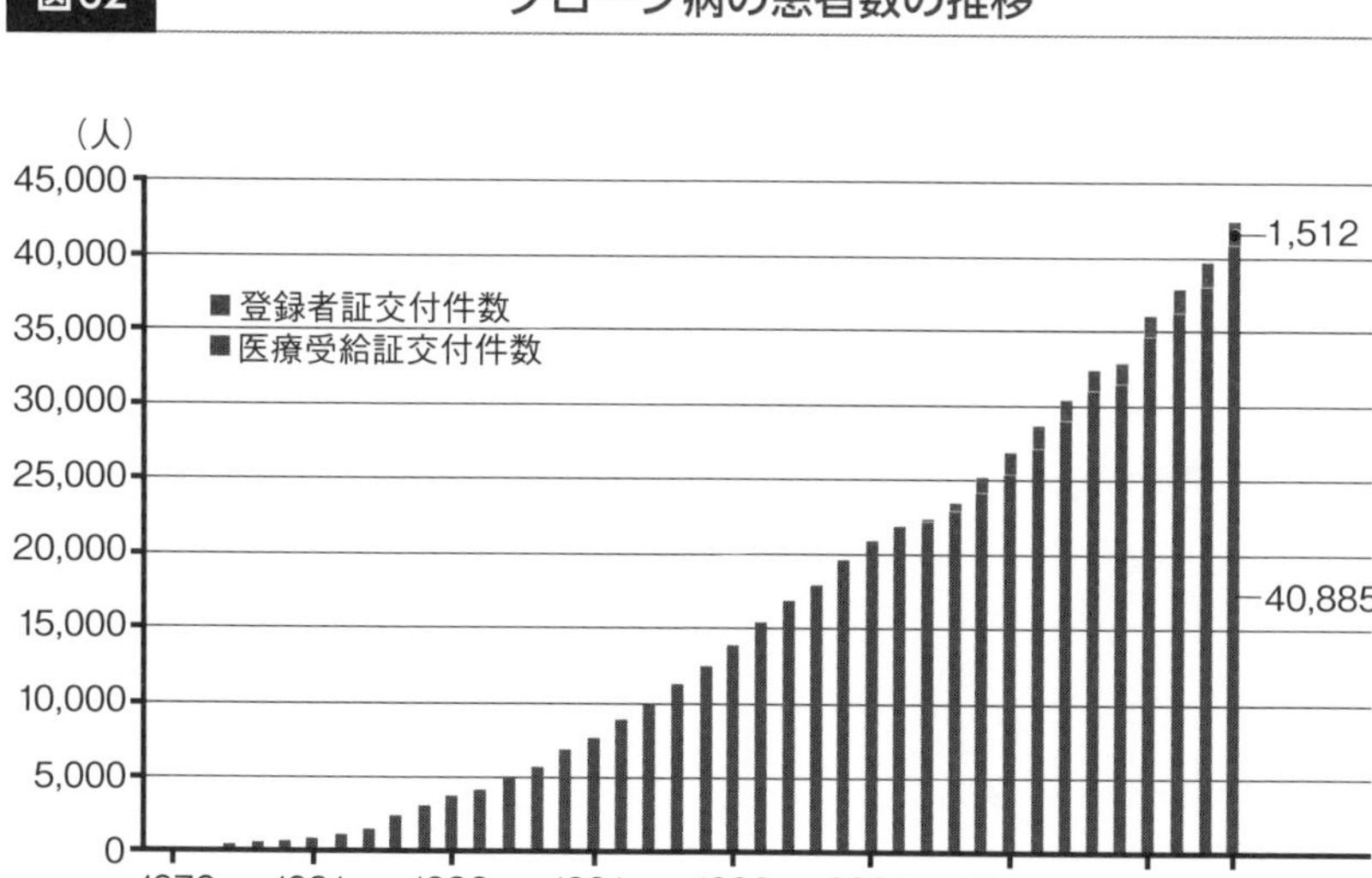

クローン病とは

大腸および小腸の粘膜に炎症または潰瘍を引き起こす、慢性の炎症性病変。
腹痛や血便、下痢、発熱などが主な症状。

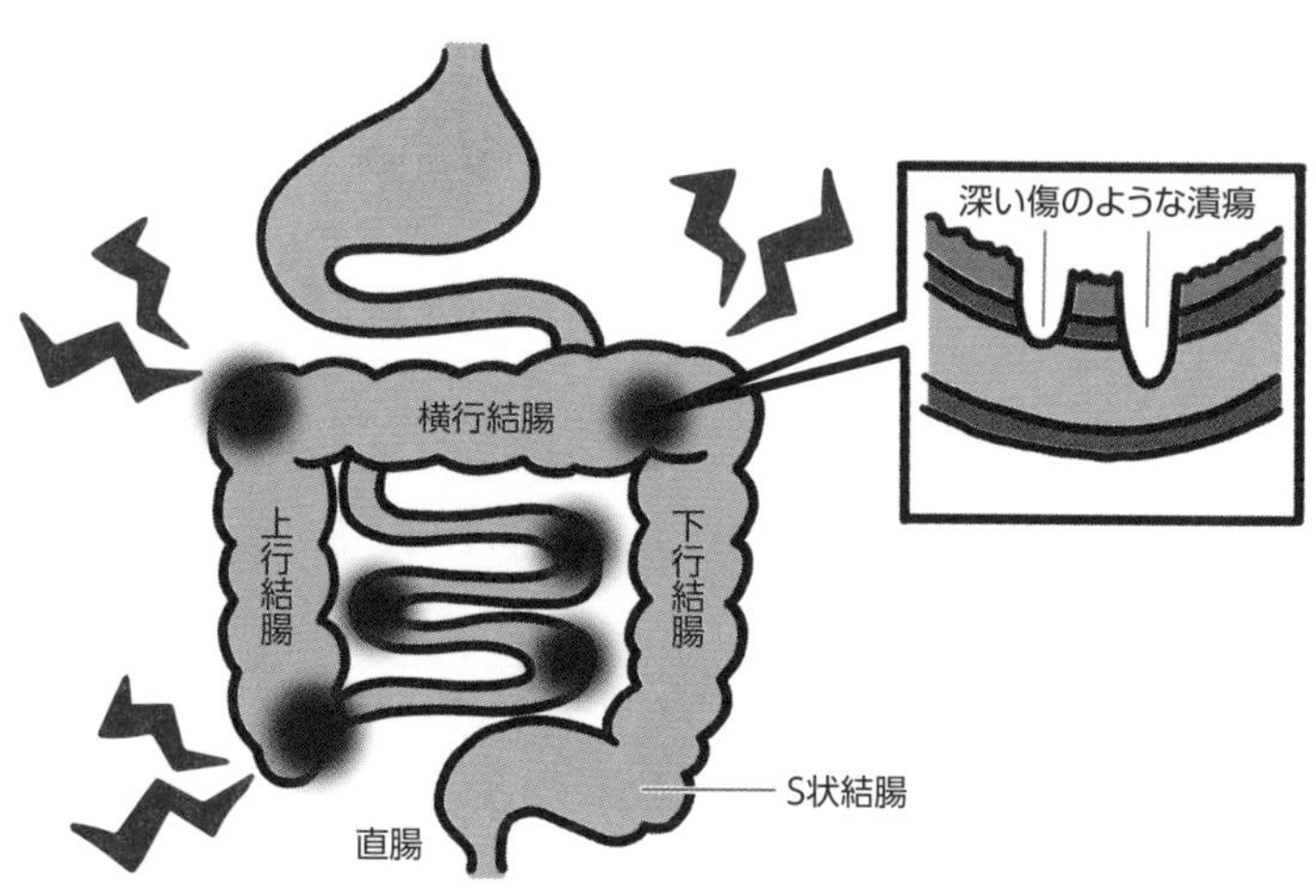

22 大腸炎
——腸に穴があく〝リーキーガット〟症候群

腸に穴があくことを〝リーキーガット（腸管壁浸潤）〟症候群だと前項で伝えた。ここではもう少し詳しく伝えていきたい。まず、腸に穴があくといっても、ポッカリ大きな穴があくのではない。微細な穴だ。

本来、食べたものは腸で小さな分子に分解されてから体内に吸収される。けれど穴があいたことで、腸粘膜を通過しないような、たんぱく質や栄養素が未消化のまま吸収され、血液の中に入ってしまうのだ。つまり、異種たんぱく質のような異物が血液中に侵入してくる。それがアレルギーや免疫異常などの原因となってしまうのだ。

特に、**麦類に含まれる「グルテン」と、牛乳に含まれる「カゼイン」が〝リーキーガット〟から侵入すると、アレルギーなどさまざまな症状がおそってくる**（図63）。

このグルテンとカゼインが多く含まれるのは「パンと牛乳」だ。まさに学校の給食である。山田豊文氏は、学校給食じたいが「有害物質」だという。

麦類に含まれるグルテンと、牛乳に含まれるカゼインは、いずれも人間が消化を不得意とするたんぱく質である。大人でさえそうなのだから、体が未完成の子どもにとってはなおさらである。

グルテンやカゼインが、未消化のまま腸に達すると、腸内細菌が異常発酵を起こし、毒素をつくりだして、腸壁にダメージをあたえる。すると、必要な栄養素が適切に吸収されずにもれ出し、その代わりに、有害物質の侵入を許してしまうという状況におちいってしまう。

これにともなって生じる、心身のあらゆる健康問題を〝リーキーガット・シンドローム〟という。栄養素の吸収不足と有害物質の侵入が同時に進行するのだから、悪循環におちいるのはあきらかだ。

そのひとつの例が自閉症だ。**脳と腸の機能は影響を及ぼしあっており「脳腸相関」と呼ばれる。腸の健康状態が悪化すると、その影響が脳におよぶ**といわれる。これも〝リーキーガット〟にともなう深刻な問題の代表例といえる。実際、グルテンやカゼインをふくまない食事で、自閉症のほか統合失調症やてんかんなどの脳異常が改善したという例もある。

小麦グルテンと牛乳カゼインが悪さをする

図63 食物アレルギー急増原因はリーキーガット

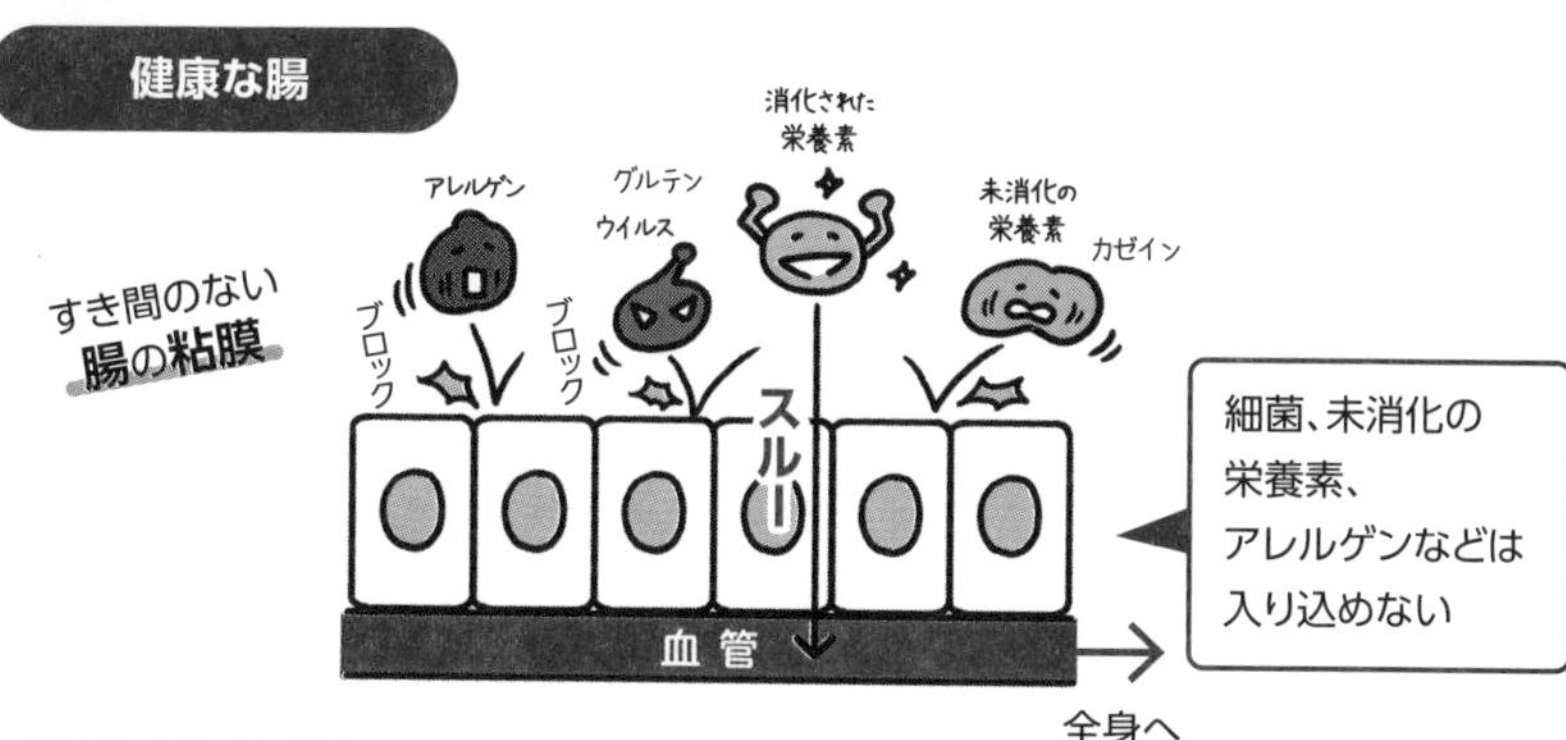

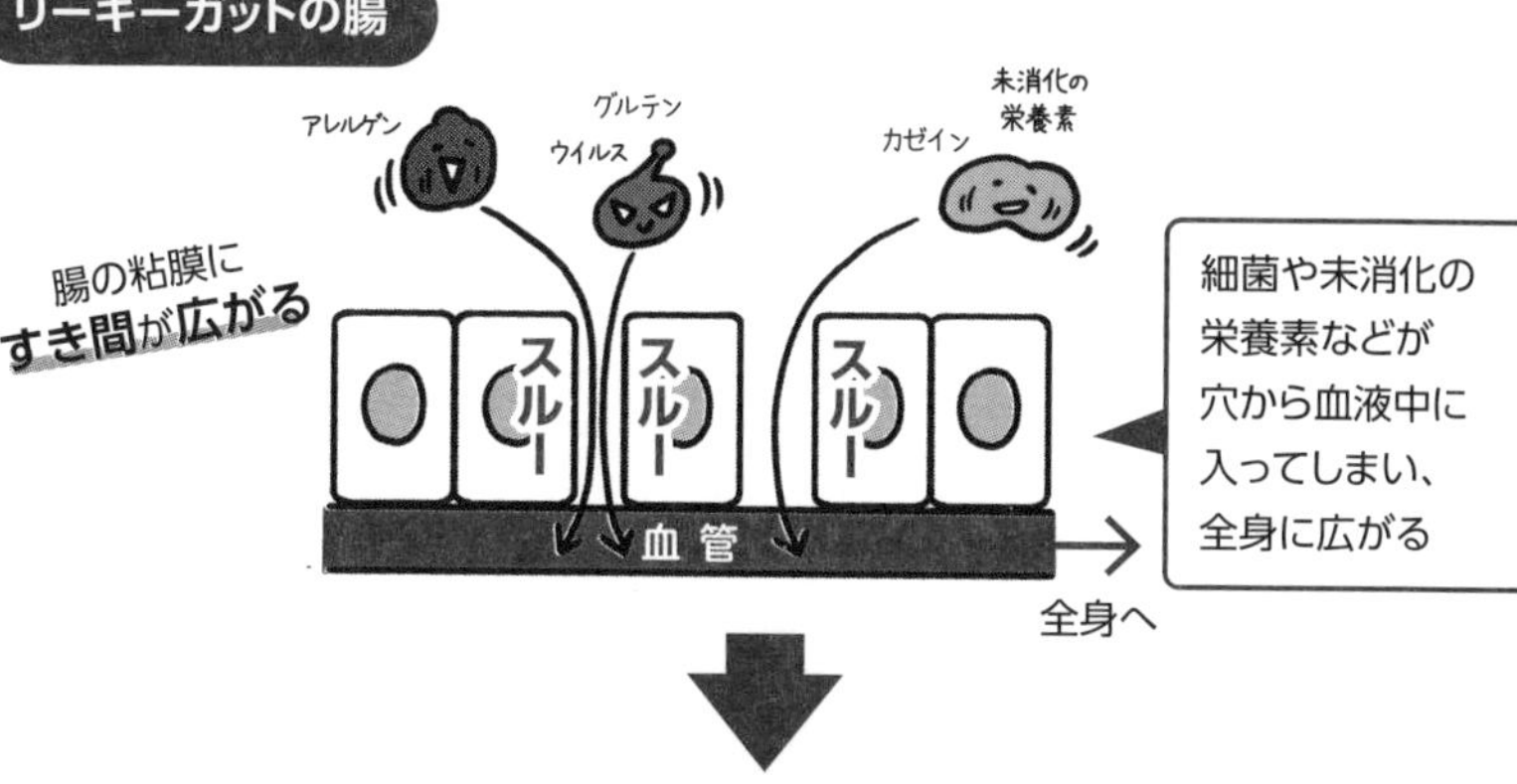

アトピーやアレルギー、うつなど
さまざまな不調を引き起こす

リーキーガットの原因に含まれるもの
カゼイン
牛乳に含まれる
たんぱく質
MILK
グルテン
小麦粉に含まれる
グルテニンとグリアジン
という2種類の
たんぱく質が
絡み合ってできたもの

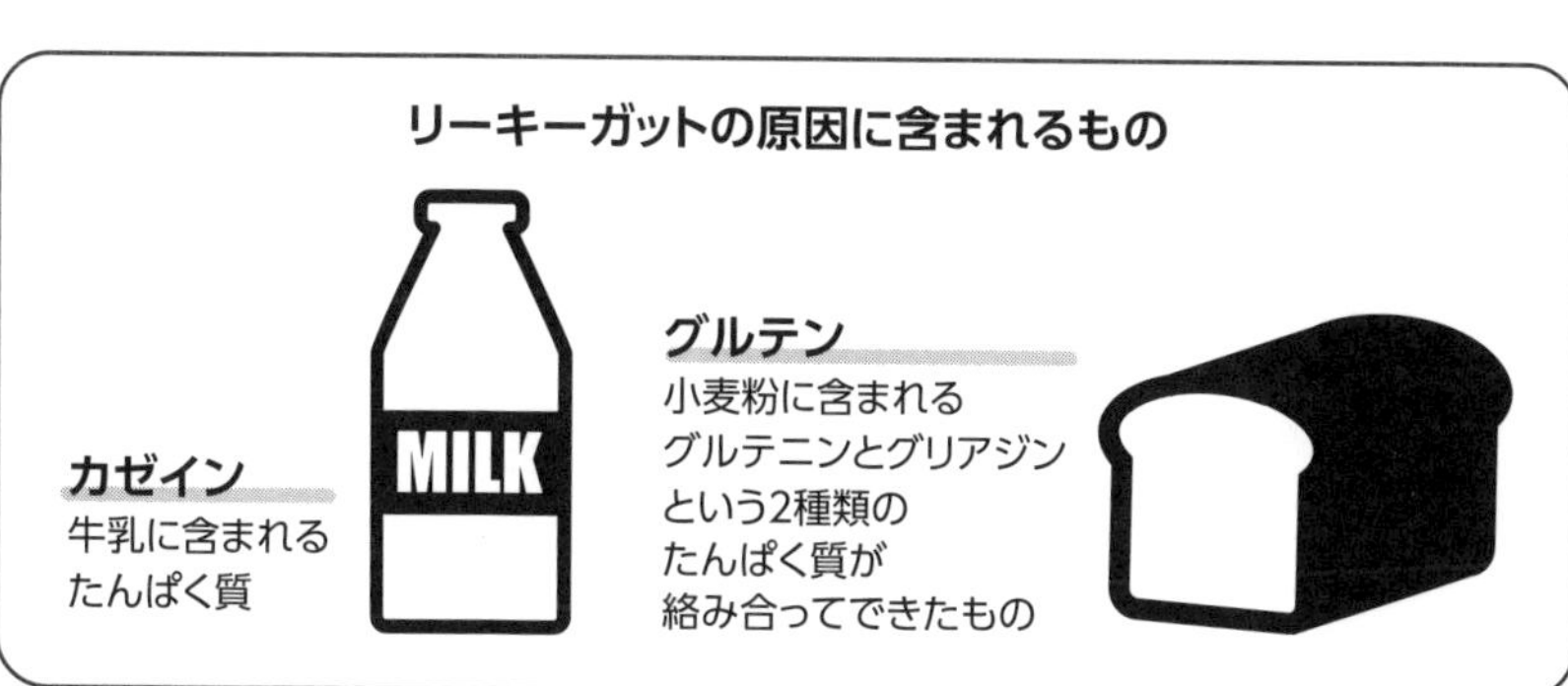

23 白内障
――牛乳、ヨーグルトで、すべてのラットに白内障！

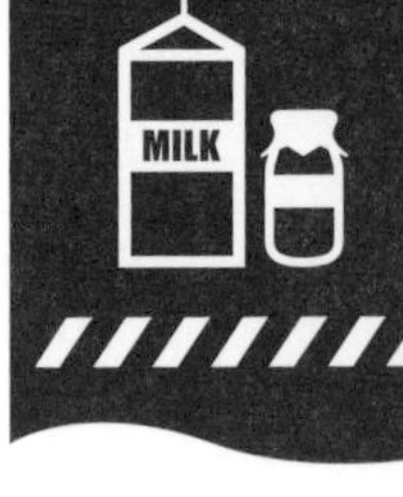

白内障は眼の水晶体がにごり、視力が低下する病気である。高齢者に多く発症する。65歳で60％が白内障の症状をていするという。

「**牛乳は白内障の原因となる**」と警告する研究がある（図64）。

「……1970年、リヒターとデュークは、ヨーグルトをあたえたラットの発育を調べた。

すると、全匹に白内障があらわれた。

しかも、若いラットほど早く白内障になった。

原因は、乳糖が分解してできたガラクトースが水晶体に蓄積するからではないか」

「……宮崎大教育学部、島田彰夫教授が、牛乳をよく飲む子と、飲まない子の視力調査をしたところ、よく飲む子のほうが視力が悪いという結果だった。牛乳が白内障や視力低下に関連することがうかがえる」（ブログ『切れる子どもをつくる食生活』より）

ほかの識者も、はっきり牛乳と白内障の因果関係を認めている。

「……白内障は、最近では20歳前後の若者に増えています。それもそのはず、ヨーグルトとチーズを常食していると白内障になりやすいそうです。社団法人中央酪農会議『牛乳の栄養学的および生理学的効用に関する総合研究』や『最新医学大辞典』などにヨーグルトとチーズをとると、白内障になることが記述されています」（島田彰夫著『伝統食の復権』東洋経済新報社）

さらに――

「……先天性代謝異常『ガラクトース血症』の人は、牛乳を飲むことで白内障になるばあいがある」（ブログ『Kenko』）

「……牛乳は、白内障、視力低下、糖尿病、鉄欠乏性貧血、虫歯（歯並び）、自閉症などと深い関係がある」（ブログ『column,health』）

ネットで「牛乳・白内障」と検索するだけで、これほどつぎつぎに「警告」論文がヒットする。

白内障が気になる人は、牛乳をスッパリやめることだ。

図64 数多くの警告を見よ

白内障の主な症状

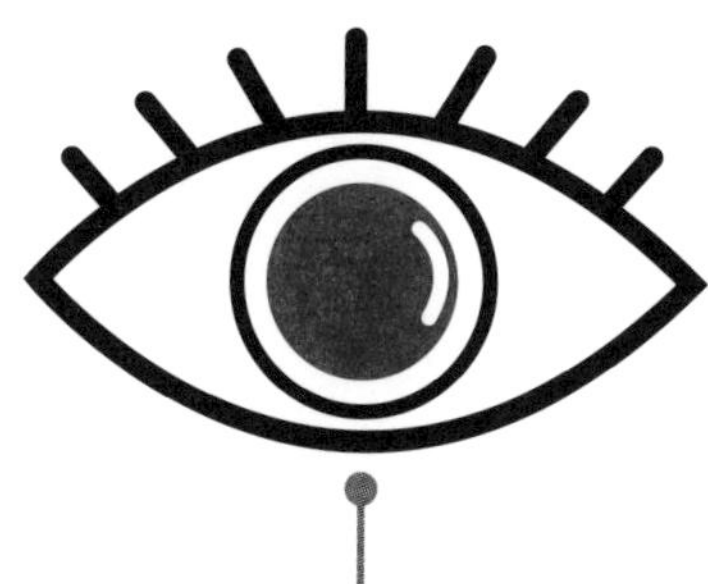

- 靄(もや)がかかったように見える
- 光が以前よりまぶしく見える
- ものが二重、三重に見えて、文字や絵が見えにくい

牛乳と白内障の関係を警告する報告が数多く出ている

ヨーグルトを与えて発育させたラット全匹に白内障があらわれた
(ブログ『切れる子どもをつくる食生活』より)

牛乳をよく飲む子のほうが視力が悪かった
(ブログ『切れる子どもをつくる食生活』より)

先天性代謝異常『ガラクトース血症』の人は、牛乳を飲むことで白内障になるばあいがある
(ブログ『kenko』)

牛乳は、白内障、視力低下、糖尿病、鉄欠乏性貧血、虫歯(歯並び)、自閉症などと深い関係がある
(ブログ『column,health』)

など

24 不妊症 ――〝ホルモン混合液〟で、子ができない

「牛乳は不妊の原因となる！」

そう警鐘を乱打するのは山田豊文氏だ。彼は日本でも屈指の栄養学者である。

日本の若者の不妊症は世界で最悪である。

WHO（世界保健機関）は「不妊症」の基準を次のように定めている（WHOマニュアル2010）。

①精子数1500万以上
②精子活性度40％以上

この基準をクリアしないと「不妊症」と認定される。これは「妊娠最低レベル」の数値だ。

しかし、今から20年前の1998年11月に日本不妊学会（鹿児島市）で発表された論文で衝撃の事実が記されている。その論文は、不妊治療専門の「IVF大阪クリニック」が19歳から24歳までの健康な若者60人を調査したものだ。結果は次のとおりだ（**図65**）。

① **「精子異常率」**：60人中57人（95％）が10％を超えている（精子異常率が10％を超えると不妊の原因となる）。
② **「精液過少症」**：43％が異常に精液量が少ない。
③ **「乏精子症」**：40％が精子数が少ない症状。

すでに20年も前に、日本の若者95％は不妊治療が必要なほど精子に異常がみられていたというのだ。論文発表時はWHOの不妊症基準は今よりシビアだったが、それでも驚くべき結果だ。

また「ハンバーガーをよく食べる」と回答した77％に、精子異常率が高い傾向があった。

それから20年、日本人の不妊レベルは悪化し、惨澹たる状態となっている。

不妊カップルが爆発的に増えているのだ。日本における妊娠可能年齢の女性1000人当たりの妊娠数を比較すると、1973年では約92人であったのに対して2004年では49人にまで急落しているという。

また、せっかく妊娠したとしても、流産や死産を習慣的にくりかえす。いずれにせよ、受精卵が赤ん坊へと発育していく環境が整っていないのだ。

いろんな要因はあるだろうが、大きな要因の1つに、やはり牛乳があるだろう。

図65　牛乳や牛肉で生殖ホルモンがかく乱されている!?

WHO（世界保健機関）の不妊症基準

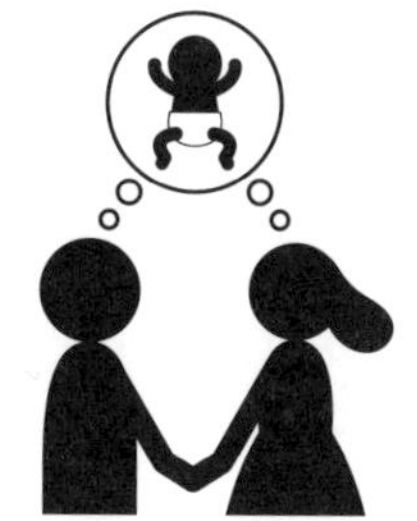

精子に関する基準

以下をクリアしなければならない

❶精子数　1500万以上
❷精子活性度　40%以上

（1mlあたり）

1998年時点で男子学生の大部分が不妊レベル

体育会系男子学生の精子の調査

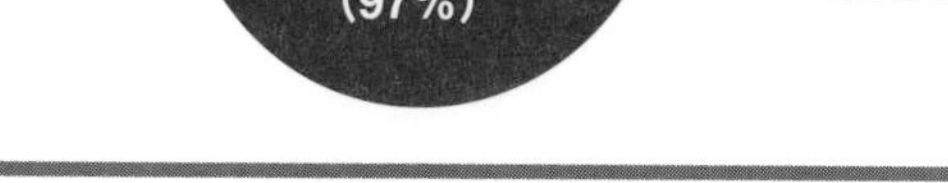

WHOの精子に関する基準をクリアした学生
34人中1人（3%）

34人中33人（97%）
不妊レベル

19歳～24歳の精子に関する調査

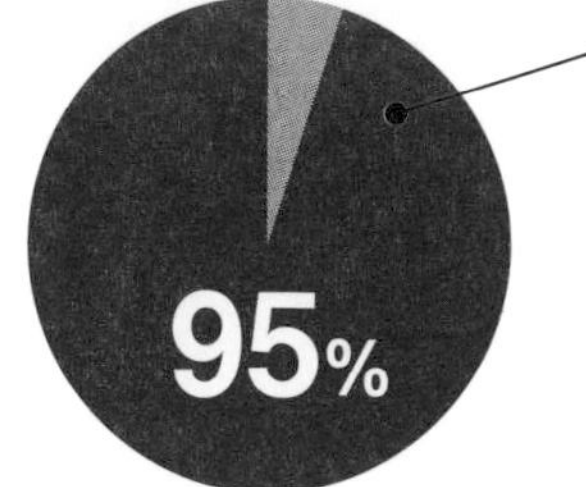

95%

❶実験対象者95%が精子異常率10%以上
（10%を超えると不妊原因になる）
❷精液過少症43%
❸乏精子症40%

（1998年　IVF大阪クリニック調査）

妊娠率は約50年で半減!?

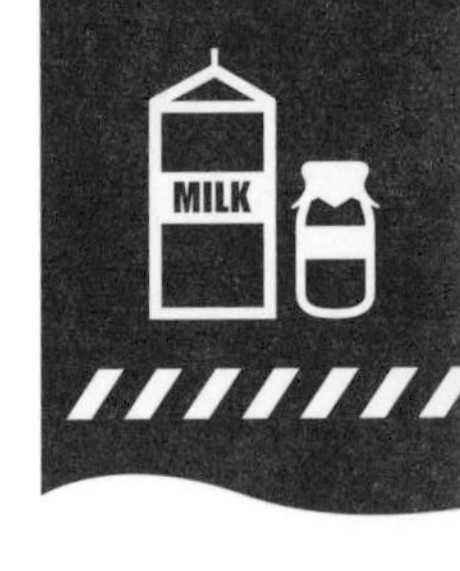

食べ物に含まれるホルモン類は、多すぎても少なすぎても危険だ。**体内の性ホルモンのバランスがくずれるため、生殖器が正常にはたらかなくなり、子どもが生みにくくなるリスクが生じる**。

現代の若者たちのライフ・スタイルは、ハンバーガーやフライドチキンはあたりまえ。さらに牛乳やチーズ、ヨーグルトをよく飲み、食べている。

これはどういうことかというと、和牛の600倍近くも発ガン性のある成長ホルモンが残留しているアメリカ産牛肉のステーキや牛丼を、ほぼ毎日食べているということだ。

さらに牛乳には、もともと性ホルモンが豊富に含まれているが、乳牛の成長を加速させるために外部から人工性ホルモンを大量に投与している。そんなホルモンが過剰に入った牛乳を飲んでいるのだ。

恐ろしいのは、若者たちは給食に出てくる牛乳を前思春期のときに飲んでいることだ。精巣が発育する前思春期には、体内のエストロゲン濃度が自然と低下することが知られている。しかしその時期に牛乳や乳製品をとれば、体内のエストロゲン濃度が上昇し、精巣の発育に悪影響をおよぼしかねないのだ。

牛乳やチーズ、ヨーグルトは「体によくない」という情報はマスコミの絶対タブーだ。だから若い人たちがその恐ろしさに気づかないのもムリはない。そして結婚後、なぜか子どもができないというカップルが激増している。

図66は日本の不妊治療による出生児数の増加を示す。2000年代に入ってからは4〜5倍という、そら恐ろしい伸び率だ。

この伸び率の背景には、やはり牛乳や乳製品の日常的な摂取との関連性が見えかくれする。

不妊治療という、侵襲性も費用もリスクも高い選択をする前に、まずファストフードや肉食や牛乳、乳製品をやめていただきたい。てっとり早くいえば、ビーガン（完全菜食）になるといい。それが無理なら、これらの食事を週に1回にする。それだけでも、子宝の確率はグンと高くなるだろう。

不妊治療よりも食養生

図66 不妊治療による出生児数の推移

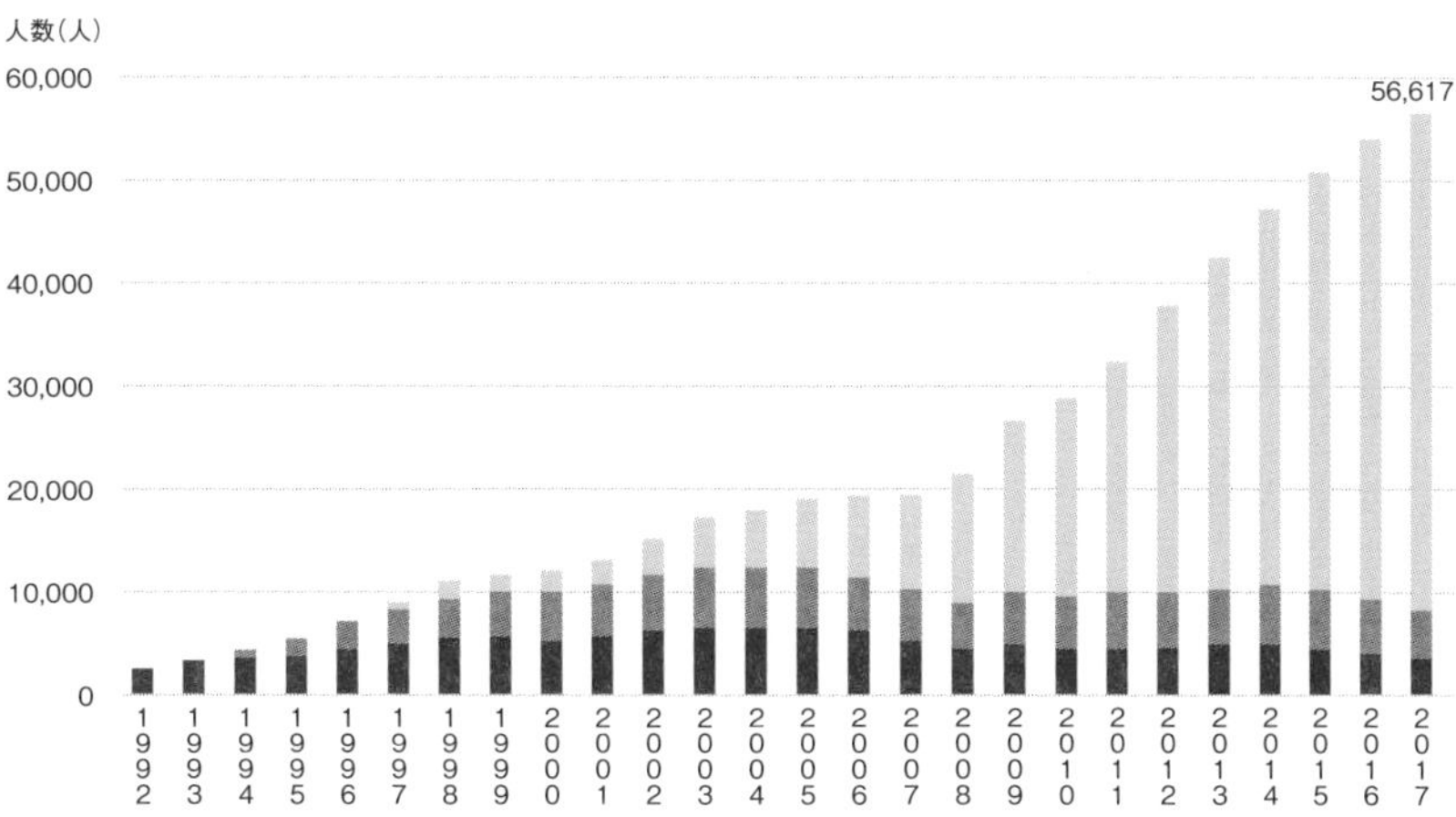

出典:厚生労働省「令和2年度 子ども・子育て支援推進調査研究事業 不妊治療の実態に関する調査研究 最終報告書」より

＼不妊治療を選択する前に／

まずファストフード、肉食、牛乳・乳製品をやめるという選択

25 早死に――牛乳を多く飲むと死亡率が2倍

牛乳を多く飲む人の死亡率は、少ない人の2倍！

これは、スウェーデンからの研究報告だ。

しかし、それほどおどろくことではない。本書でとりあげた乳製品が原因となる病気・症状は35にものぼる。それだけ多くの病気の引きがねになる牛乳を飲んでいたら、早死にしてとうぜんである。

2014年10月、スウェーデンが発表した研究報告は「コホート報告」と呼ばれている。この研究の説得力は、その圧倒的な規模にある。

研究対象は女性（39〜74歳）3万8984人。これら女性を1987年から、なんと22年間追跡調査したのだ。さらに並行して男性4万5339人をおなじテーマで13年間追跡している。調査項目はシンプルだ。

まず牛乳を1日に「3杯以上」飲む人と、「1杯未満」の人に分けて、(1)全死亡率、(2)心臓病死亡率、(3)骨折率のちがいを比較した。その結果、牛乳を「多く飲む」人たちのほうが(1)(2)(3)ともに高かった（**図67**）。

とりわけ、女性の死亡率が約2倍に高まっていた。

つまり、**牛乳は長寿を保証するものではなく、短命を加速するものだった**ということだ。

がく然とするのは、牛乳をよく飲む女性ほど、「全骨折」「太腿骨骨折」両リスクともに、牛乳摂取量に比例していたことだ。

さらに牛乳摂取量が多い人ほど、各種「酸化ストレス」が高いことも証明された。

牛乳を飲むほどに体液のpH（ペーハー）が酸性にかたむき「アシドーシス」（酸血症）傾向をしめすのだ。いうまでもなく、ヒト体液の正常pH（ペーハー）は、弱アルカリである。

さらに、同研究は「牛乳を飲む人ほど炎症マーカーが増加する」と断定している。これは、炎症を起こしやすいことをしめす指標。いいかえると「××炎」など病気にかかりやすい体質になっているということだ。

「多発性硬化症」「ALS」「クローン病」「リウマチ性関節炎」「不妊症」、ほかにもたくさんの症例がある。

もうそろそろ、洗脳から目覚めていただきたい。

牛乳を１日３杯以上飲む人は「骨折率」「死亡率」が上がった

図67　スウェーデンでの調査でわかった事実

2014年10月　スウェーデン「コホート報告」

○期間：1987年〜2014年（22年間）
○対象：女性（39〜74歳）、3万8984人

牛乳を1日
「3杯以上」飲む人
3
杯

牛乳を1日
「1杯未満」飲む人
1
杯

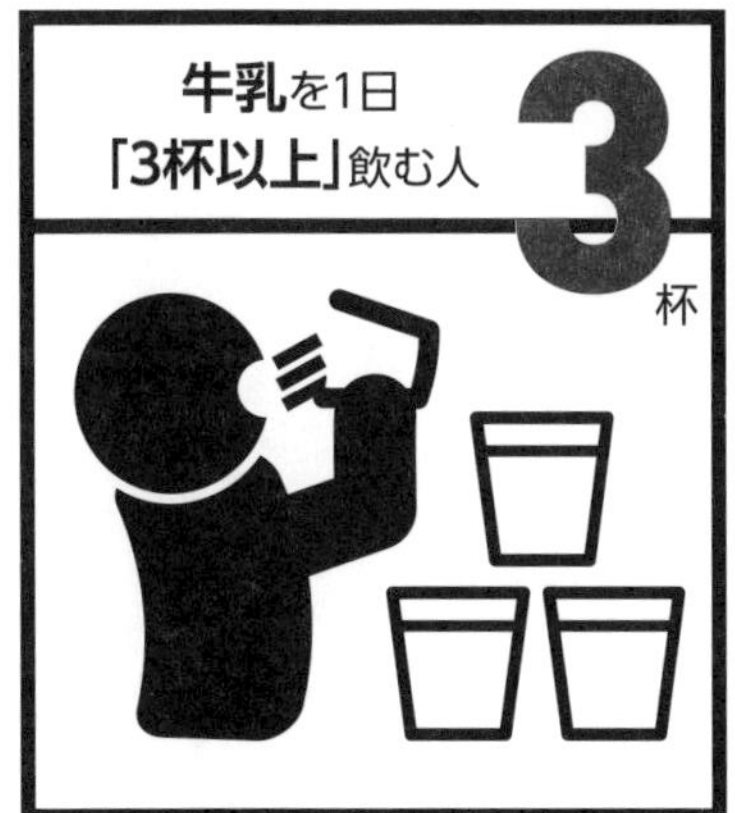

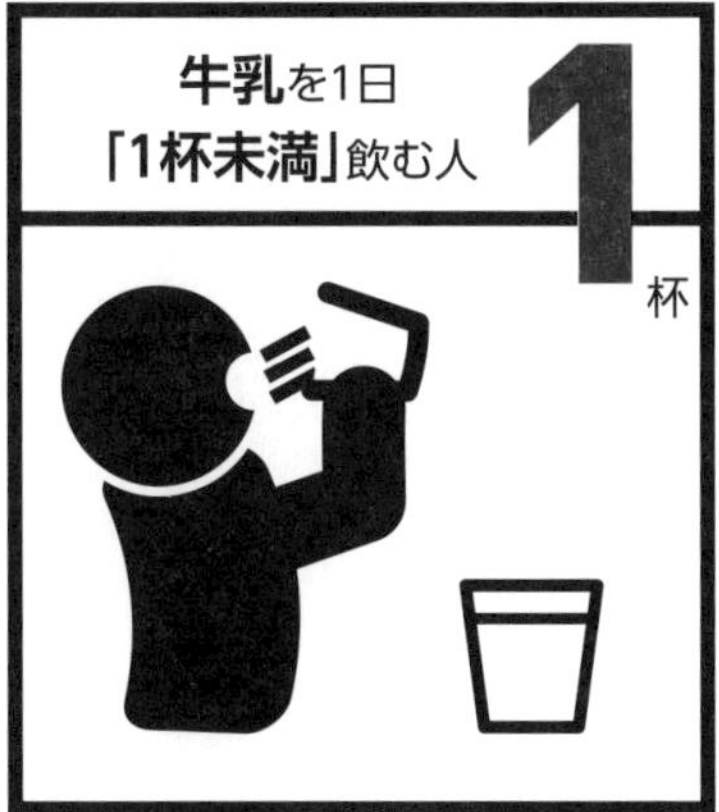

2つのグループに分けて調査

その結果

牛乳を1日「3杯以上」飲むグループのほうが

全死亡率	心臓病死亡率	骨折率

すべて、高いという結果に！

26 腸出血

——気づかないうちに乳幼児は貧血になる

子どもに粉ミルクや牛乳をあたえたときに、激しい下痢を起こしたら要注意だ（図68）。

アレルギー反応によって胃腸で生じる変化のために、血液が腸内ににじみ出ている可能性がある。

これら腸出血は、血液が便にまじっているばあい気づかれないことも多い。こういう子も牛乳をやめると、ほとんど2日以内に症状はピタリとおさまるという。

出血は〝リーキーガット〟にともなって起こる。小腸、大腸にあいた穴から、じわじわ出血してくる。だから、親も気づかない。牛乳に対する胃腸過敏の比較的軽い形態は、最近とみに報告が増加しているという。

しかし、ここで恐いのは出血ではない。その症状が貧血につながることである。

乳幼児のばあい、便にまじって1日1～5ミリリットルずつ、にじみでるように出血する。激しい症状をひき起こすことはめったにないが、ゆっくりと確実に出血していくのだ。

その結果、血しょうと赤血球が失われ、血中たんぱく濃度が低下し、やがて貧血を起こす。血清たんぱくがかなり低下すると、腹部と手足のはれといった症状もあらわれるという。

1日の出血量があまりにも微量なために視診だけではわからない。たとえ便の色が正常であっても、胃腸の出血があるかどうかは血液生化学検査をしなければ判別できないのだ。

この乳幼児の腸出血は、小児科医でも盲点だった。それが赤ちゃんの貧血の原因になっていたのである。

「……**アメリカの乳幼児にみられる鉄不足の半数は、牛乳によって引き起こされる胃腸の出血がおもな原因**と推定されています。アメリカの2歳未満の乳幼児の約15～20％が、鉄欠乏性貧血であることを考えれば、これは、おどろくべき数になります」（オスキー博士）

治療は、かんたんだ。赤ちゃんの牛乳をやめればいい。さらに鉄剤による治療で貧血も治る。

しかし子どもに牛乳を飲ませるかぎり出血はとまらない。

下痢に要注意！　腸出血の恐怖

図68　乳幼児の腸出血が増加

子どもに**牛乳**や**粉ミルク**をあたえたときに
激しい**下痢**などを起こしたら**要注意!**

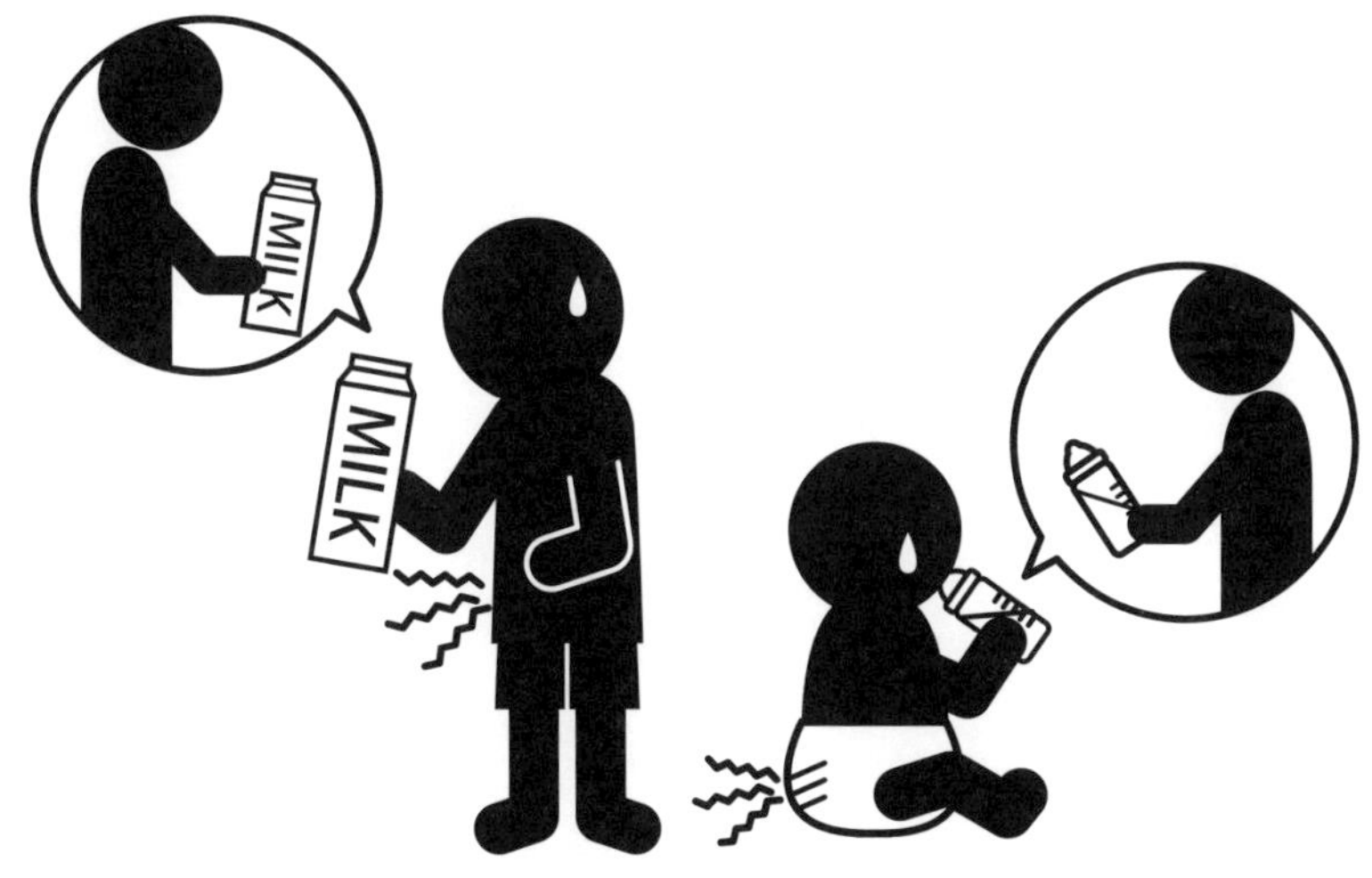

牛乳のアレルギー反応が出ていて
血液が**腸内**に**浸潤**している**可能性アリ!**

血便	貧血、手足・腹部のはれ
小腸、大腸にあいた穴から じわじわと気づかない程度に 出血していることも	血中のたんぱく濃度が低下。 鉄欠乏によって 貧血を招くことも

27 虫垂炎／28 にきび

——やはりミルク、乳製品が原因だ

虫垂炎

虫垂炎とは、いわゆる盲腸炎のことである。

虫垂とは大腸のすみっこに突起した5センチほどの細長い部分の、いわゆる盲腸のことを指す。

症状は、突然おなかが痛くなって、下痢、腹痛、おなかの張りなどがおこる。症状はなかなか治まらない。

先進国に多い病気なので、食生活との関連も指摘されている。そのひとつが乳糖不耐症だ（図69）。

牛乳を分解、消化できないため、症状が誘発される。このとき、ほかの食物も未消化になる。それが虫垂につまって炎症をおこすと考えられる。

さらに、虫垂炎の大きな原因は肉食だ。大腸内に入った動物性たんぱく質を悪玉菌が分解し、スカトールなど有毒物を大量に生成する。それが虫垂に入りこみ、炎症をおこす。**肉食、牛乳をやめて、菜食にすれば、盲腸炎とは無縁の人生をおくることができる。**

にきび

牛乳を飲むと、にきびが増える。

なんとなくわかる。牛乳はある意味、脂肪のかたまりだ。さらに、**牛乳にふくまれる特殊なホルモンもにきびの原因**になっている（図70）。そのホルモン名はプロゲステロン（黄体ホルモンの一種）。このホルモンは妊娠中の牛の乳にまじっている。要するにほぼすべての牛乳にプロゲステロンというホルモンが含まれているのだ。

「……十代の若者の中には、1日に牛乳を3、4リットルも飲んでいることを自慢する若者もいるほどです。フィッシャー博士は、思春期のにきび患者が牛乳をガブガブ飲んでいることに気づきました」（オスキー博士）

重要なことは、その若い患者が牛乳をやめたとたんに、にきびが改善していることだ。ガブ飲みしている牛乳をやめたら、にきびが治った！　なら、牛乳が原因だったことはまちがいない。

図69 虫垂炎（盲腸炎）

未消化物で炎症に

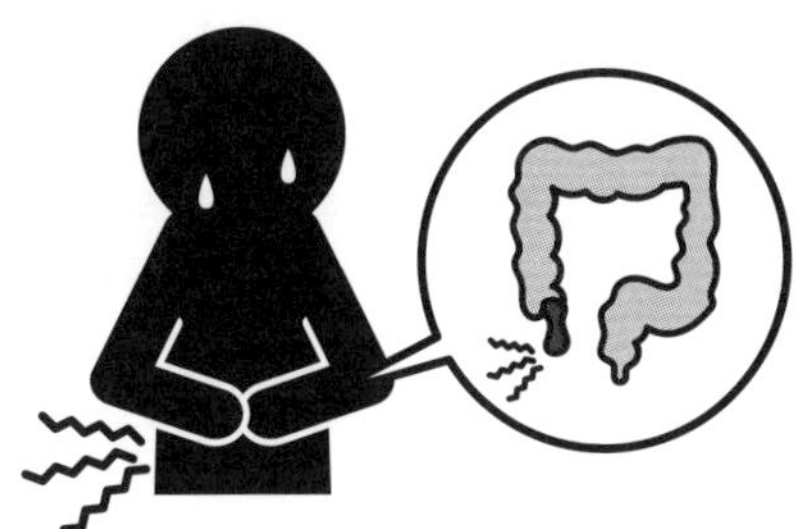

乳糖不耐症で
分解できなかった
牛乳などが**虫垂**につまって
炎症を**起**こしている
可能性がある

図70 にきび

黄体ホルモン「プロゲステロン」のいたずら?

にきびの**原因**のひとつは
牛乳に**含**まれる
特殊なホルモン(プロゲステロン)

がぶ飲みしている**牛乳**をやめたら
にきびが**ピタリ!**

Column

古代ヨガの教え。「断食」は万病を治す妙法である

万病は〝体毒〟から生じる。

だから、断食（ファスティング）で排毒するのが良い。そうすれば、いやでも病気は治る。断食で〝体毒〟を抜けば、理想の体があとに残る。病気が消えていくのもあたりまえ。

ヨガの教えでいう「断食」治癒ステップは、つぎのとおり。

(1)自己浄化――体内の汚れが排毒され理想的な身体に回復

(2)病巣融解――病んだ部分から優先的に融解、排毒される

(3)組織新生――排毒したあとに、新しい組織が再生される

この3ステップで万病は治っていく。断食で血管内のアテロームが消えるメカニズムも同じだ。

このファスティング療法は、お金もかからず、誰でもできて、かんたんである。それで、確実に心臓病、脳卒中は改善していく。

それでも、あなたは高くて、痛くて、苦しい薬物療法、外科手術にたよるのだろうか？

医者も認めているように、クスリは〝毒〟だ。その〝毒〟を患者に投与する。

すると〝体毒〟＋〝薬毒〟で〝毒〟は2倍になる。これで、病気が治るわけがない。

毒を2倍にするのではなく、断食で排毒していただきたい。

くわえて、わたしは、5つのセルフ・ヒーリングもすすめている。

(1)菜食、(2)少食、(3)長息、(4)筋トレ、(5)笑う

これらを日々おこなえば、現代文明の病、疲労症候群もウソのように消えていく。これらもなんとヨガが古来教えてきた健康、長寿の秘訣なのだ。だれでも、いつでも、どこでもできて、効果はてきめん。

あなたの人生をつくるのは、けっきょく、あなた自身なのだ――。

第6章

自閉症、うつ、犯罪、心の病の隠れた原因

――まずは菜食をはじめてみよう

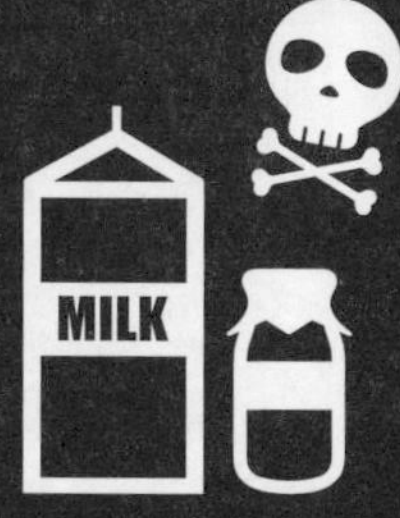

29 発達障害
——牛乳多飲の高カルシウム血症でおこる

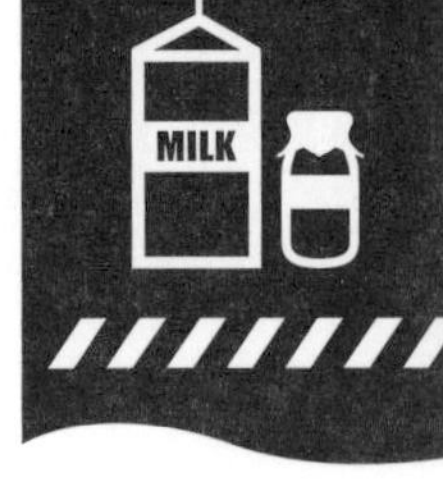

日本の子どもたちのあいだで、発達障害が急増している（図71）。

典型症状は、落ち着きがない。集中力がない。突然、叫んだり、切れたりする……いわゆる多動症だ。ひっくるめてＡＤＨＤ（注意欠陥多動性障害）といわれている。

この発達障害児の急増は、世界的な問題になっている。日本で発達障害と診断された子どもの数は９万人を突破している。

かつて存在しなかった〝心の病〟が20年で7倍増しているのだ。これは国家的異常事態だ。

しかし、政府も医学界も対策どころか原因究明すらしない。ただ、連れてこられる子どもに向精神薬を投与している。つまり〝かれら〟にとって、発達障害も新たな〝利権〟なのだろう。

かれらがふれたがらない発達障害の〝容疑者〟は牛乳だ。牛乳で、どうして発達障害になるのか？　そのメカニズムを解説しよう。

「牛乳は、カルシウムの宝庫だよ！」といわれて「カルシウムたっぷり」の牛乳を「たっぷり」飲むと、いうまでもなく体内はカルシウム過剰となる。血液中のカルシウム濃度が高まる。するとカルシウム副作用「高カルシウム血症」となるのだ。

図72は「高カルシウム血症」が引き起こす症状だ。**血液中のカルシウム濃度が高まり、全身の細胞内カルシウム濃度も高まると、さまざまな症状が起こる**ことがおわかりいただけるだろう。

お年寄りに多発している骨折は、毎日「骨折防止」のために飲んでいる牛乳が原因なのだ。

もはや、ブラック・コメディ。ちなみに「腰痛」「ひざ痛」も牛乳が原因。すぐにやめることだ。

この図の「神経系」を見ると、「めまい、てんかん、多動症、自閉症、学習能力減退、うつ、不眠症」などと現代人の心の病がズラリ。

これらはすべて「高カルシウム血症」。つまり「牛乳多飲症」でひき起こされる。

こうして牛乳を飲むほど、心と体は蝕まれていく。

図71 発達障害の種類

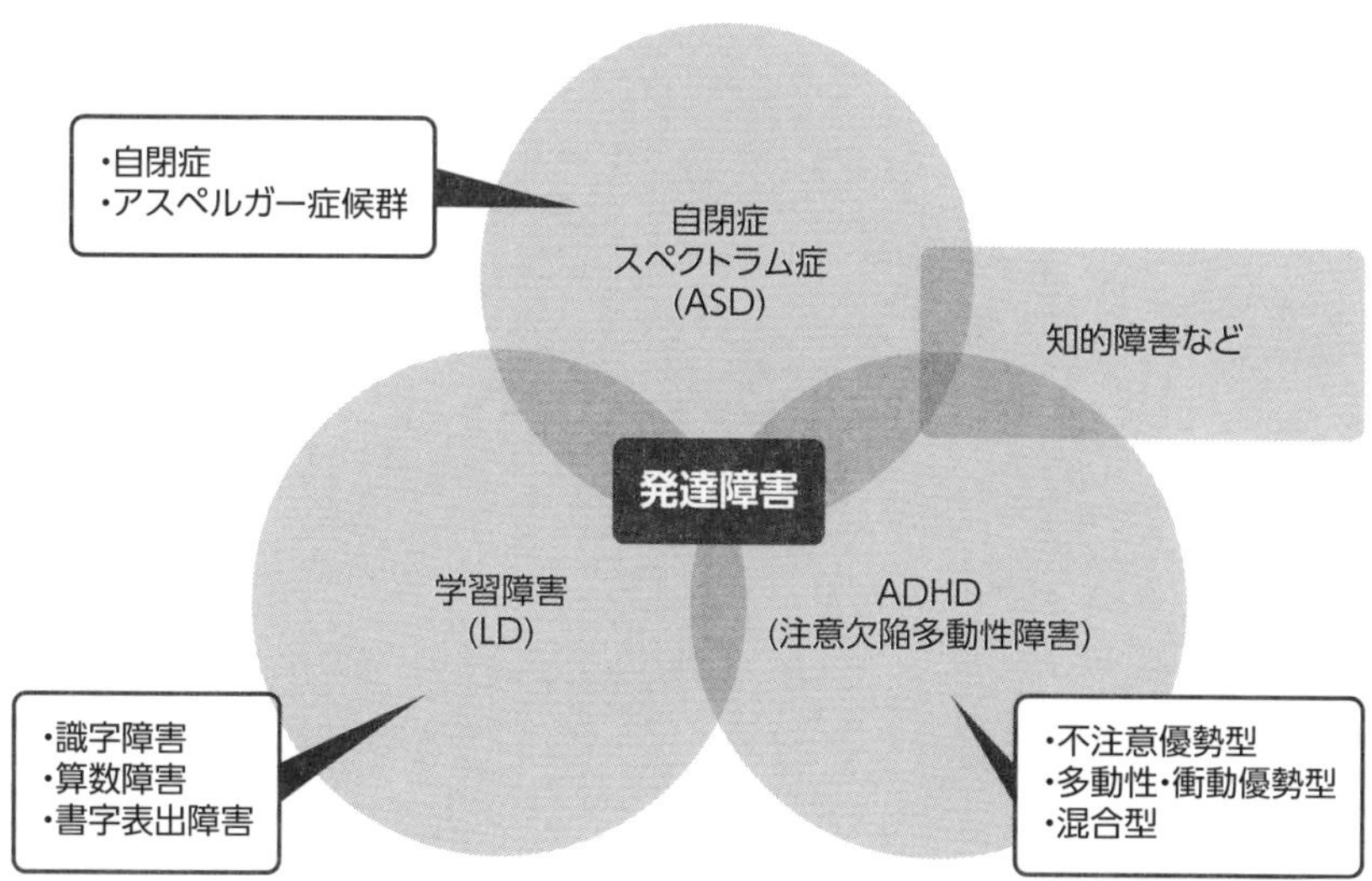

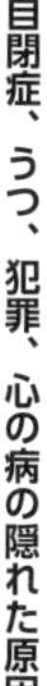

図72 高カルシウム血症（細胞内カルシウム過多）と関係する症状

骨格系	骨折、骨粗しょう症、腰痛
筋肉系	便秘、運動失調、筋肉のけいれん、肉離れ、視力低下
神経系	めまい、てんかん、多動症、自閉症、うつ、不眠症、学習能力減退、月経前症候群（PMS）
免疫系	風邪、アレルギー、ガン、リウマチなど自己免疫疾患（免疫反応異常）
循環器系	突然死、心筋梗塞、脳卒中、高血圧
内分泌系	糖尿病、低血糖症、前立腺肥大、子宮内膜症、生理痛、生理不順

出典：『「老けない体」は骨で決まる』

30 自閉症
——脳機能障害より栄養障害をうたがえ

前項の図72内「神経系」の症状に「自閉症」とある。これも発達障害の一種だ。

「幼い子どもに発生する精神発達障害。ことばの遅れ、特定のものなどへの固着。対人関係では孤立などをしめす。脳の機能障害によるものと考えられる」（『ウィキペディア百科事典』）

この定義からも、研究者は自閉症を脳機能障害と考えている。しかしここでは、栄養面からの考察がまったく欠落している。つまり、自閉症の原因のひとつに食生活があるということがわかると、いろいろ不都合なことが出てくるからだ。

しかし**細胞内にカルシウムが過多なときに起こる「症状」のひとつに自閉症と記載されている**のは、まぎれもない事実である。

山田豊文氏は、牛乳にふくまれる多量のカルシウムが悪玉化する要因のひとつに、マグネシウム不足をあげる。

「……カルシウムとマグネシウムの摂取比率は、2対1が理想的です。しかし、牛乳の内訳は11対1。圧倒的にマグネシウムが不足している。欧米型の食事とともに牛乳をがぶ飲み、飲酒やスイーツでストレス解消といった生活をつづけているとどういうことが起こるか。そう、体内におけるカルシウムとマグネシウムの比率が大きくくずれてしまうわけである」（『老けない体』は骨で決まる』）

マグネシウムは、玄米や豆、ゴマなどにたっぷりふくまれる。だから理想食は和食だ。

和食の基本は「まごはやさしいこ」（図73）。

つまり、豆、ゴマ、ワカメ（海藻）、野菜、魚、しいたけ（キノコ）、いも、米だ。

これらをバランスよく食べていれば、自閉症など発達障害児が20年で8倍などという異常事態は、ぜったいにさけられた。

悩める親たちよ、子どもの食事をすぐにあらためなさい。

お子さんに、豆やゴマ、食べさせていますか？

白いご飯にはすりゴマを！　さらに玄米、雑穀米を食べさせましょう。

図73 和食のキホン「まごはやさしいこ」

ま	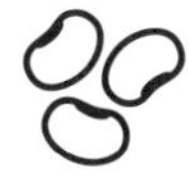	**豆**	大豆、納豆、あずき、豆腐、味噌など
ご	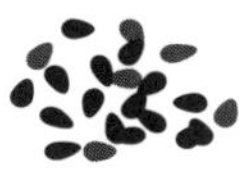	**ごま**	ごま、アーモンド、ナッツなど
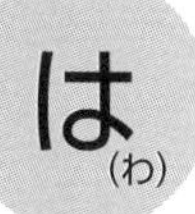 は(わ)	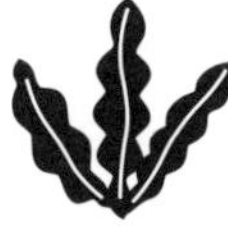	**ワカメ**	ワカメ、海苔、こんぶなどの海藻類
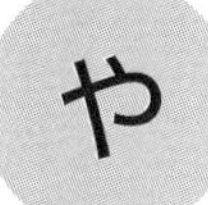 や	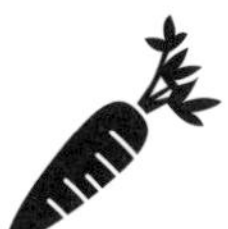	**野菜**	旬の野菜や果物
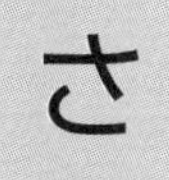 さ		**魚**	魚、エビ、貝など(特に小魚が○)
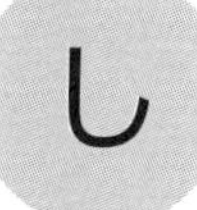 し	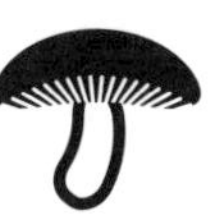	**しいたけ** (きのこ)	しいたけ、しめじ、舞茸などのきのこ類
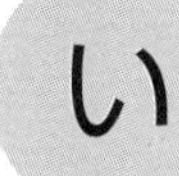 い		**いも**	じゃがいも、長芋、さつまいもなどの芋類
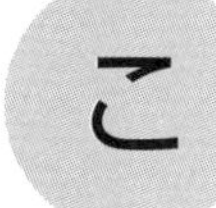 こ	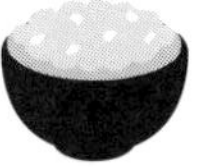	**米** (玄米)	玄米、五穀米など

31 犯罪
――カルシウム過多でイライラ、暴力、殺人へ

牛乳が犯罪と結びついているという研究は多い。

1977年、アメリカで少年犯罪者の再犯率（執行猶予中）を調べた報告がある。

・カウンセリングのみ受けていたグループ（33・8％）
・乳、乳製品の禁止も指導されたグループ（11・7％）

その結果、なんと**牛乳や乳製品の禁止を指導したグループの犯罪率は3分の1に激減**した。

1979年カリフォルニア州の調査も興味深い。州の保護観察部は、牛乳、乳製品、白砂糖を大量摂取していた非行少年25人に1か月の間、牛乳、乳製品、白砂糖をのぞいた食事をあたえた。その結果3週間以内にほとんどの少年に性格・行動の改善がみとめられたのだ。

驚く報告はまだある。「毛髪ミネラル分析」開発者、アメリカのW・ウォルシュ博士は「**殺人犯を対象に毛髪中のミネラルを分析した結果、ほとんどの対象者でカルシウムの高値が認められた**」という。髪の毛のなかのカルシウムの値が高いということは、血液中にカルシウムがあふれている「高カルシウム血症」だったと考えられる。

山田豊文氏は30年以上前にこのウォルシュ博士の「毛髪ミネラル分析」に出合い、長い間、多くの人の毛髪ミネラルを分析してきた。その結果、イライラして暴力的な傾向のある人の大半が血中のカルシウム濃度が高いということがわかったという。

カルシウムが血液中や細胞内などに多くあると、神経系のトラブルが起き、イライラが高じ、感情が爆発し、暴力的な行為に及ぶというのだ（図74）。

さらに牛乳や肉など動物性たんぱく質や動物性脂肪を多量に摂ると体液が酸性化する。その酸性体質はアシドーシス（酸血症）にかたむく危険がある。それは急死することもある重篤な症状のため交感神経が緊張する。

すると血中にアドレナリンが放出される。これはヘビ毒の3～4倍もの猛毒で〝怒りのホルモン〟と呼ばれる。それが血液によって全身をかけめぐると不快感におそわれる。これがムカつきの正体だ。そしてその矛先は他人にむかう。これが犯罪が突発するメカニズムだ。

食が狂うと社会が狂う。

図74　カルシウム過多で暴力、イライラ

「カルシウム不足になるとイライラする」と
よくいわれる。けれど正確には、
「カルシウムが**居場所をまちがえる**」ことで
イライラして、きれやすく、暴力的になる!?

血液中や
細胞などに

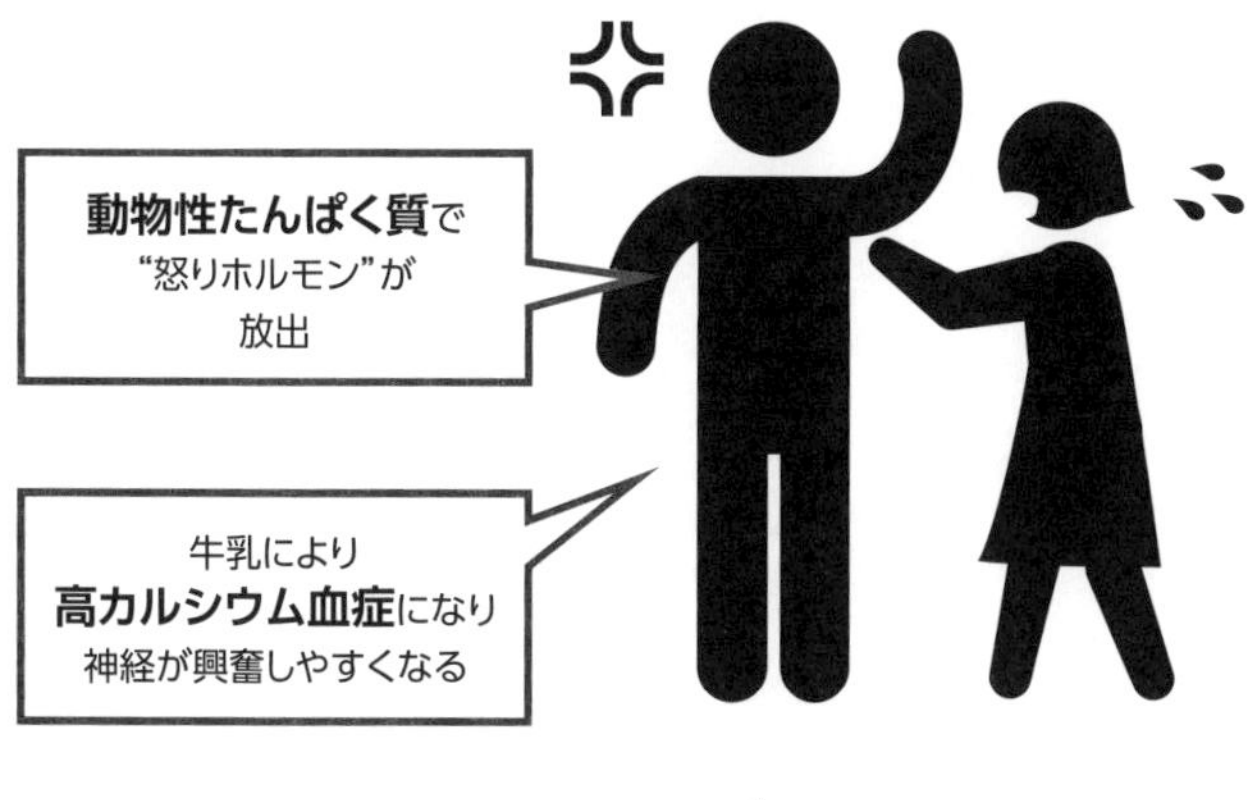

牛乳や肉などの動物性たんぱく質や
動物性脂肪を多量にとって**体内が酸性化**すると
血中に**アドレナリン**(怒りホルモン)**が放出**される。
これが不快感、ムカつきをよび、暴力的になる!?

32 うつ病
――カルシウム過剰と酸性化で心の病

発達障害と同じように、うつ病も爆発的に増えている。うつ病の増加も栄養面からひもとくと、はっきり原因がみえてくる。

113ページ図72の「症状」一覧に「うつ」とある。カルシウム過多は、精神の興奮、不安をひき起こす。つまり、精神が不安定になる。心は興奮すると躁状態、落ち込むと、うつ状態になる。

「うつ」とは「なにもやりたくない」状態。別名〝心の風邪〟ともいわれる。そして「眠れない」「死にたい」となる。

その脳機能ばかりみる精神科医たちは、うつ病患者の脳内にセロトニンという神経ホルモンが減少しているのをみて、「うつ病はセロトニン欠乏症だ」と勝手に判断して、セロトニンをふやす医薬品を開発した。これが「パキシル」（SSRI）などうつ病薬だ。しかし、これら新薬には、患者の「自殺を10倍増やす」という恐ろしい副作用があることがわかった（英、ヒーリー博士）。

けっきょく、クスリで「心の病」を治すことは不可能。食事と環境をあらためるしかないのだ。それは、認知症もまったく同じである。

うつ病を改善するのは、かんたんである（図75）。「菜食」「少食」「休息」「断食」「日光浴」「強い運動」「丹田呼吸」「瞑想」「笑う」「乾布摩擦」「早寝早起き」……など。

これらを実践すれば、イヤでも治る。

もっとも大切なのは「菜食」「少食」だ。つまり、肉も牛乳もチーズも、きっぱりやめる。

そして、一日一食が理想的だ。

最初は抵抗がある人はプチ断食（半日断食）から始めていただきたい。

朝食を抜く。タダそれだけ。もっとも簡単で、効果は高い。この半日断食と一日一食は一生続けられる少食健康法である。

かくいうわたしも一日一食だ。その一食もビーガン食で手作り料理を楽しんでいる。このように菜食少食のシンプルライフにすれば、うつも、消えていく。

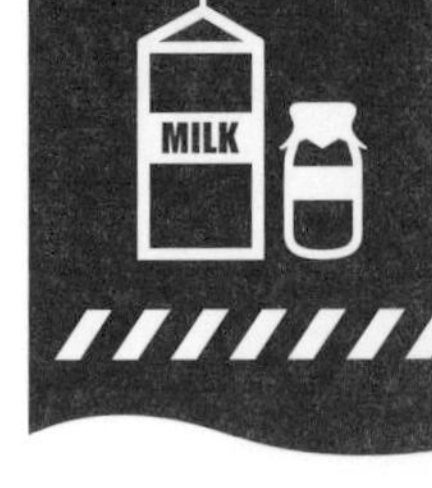

図75 うつ病を改善するのは意外とかんたん!?

①菜食
肉、牛乳、チーズなどの
動物性のものをとらない

②少食
食べる量を減らして
体の中を大掃除する

③休息
ストレス過多な体と
心をしっかり休める

④断食
1日1食
もしくは朝ご飯をぬく半日断食

⑤日光浴
ビタミンDを活性化させる

⑥強い運動
筋肉からは病気を癒す
若返りホルモンが放出される

⑦丹田呼吸
ヘソと肛門を結ぶ直線の中間に
位置する丹田に意識を集中

⑧瞑想
「交感神経」(緊張)から
「副交感神経」(緩和)にシフト

⑨笑う
笑うことで免疫力を上げる

⑩乾布摩擦
かわいたタオルで肌を直接
こすって自律神経を整える

⑪早寝早起き
夜型よりも朝型のほうが
「うつ」になる率が低く、
回復力も早い

33 認知症

——高齢化で、ものすごい勢いで増えている

子どもの発達障害の激増も恐ろしいが、高齢者の認知症の急増も恐ろしい（図76）。

老若のちがいはあっても、どちらも〝心の病〟であることはかわりない。

どちらも、いろいろな要因がからみ合って症状としてあらわれている。本書は、そのなかの大きな要因のひとつとして、牛乳をあげている。

老人の牛乳多飲も、認知症発症の大きな要因だ。

その理由は、**カルシウム過多の症状として「めまい」「うつ」「不眠」などの、さまざまな神経症状が指摘されている**からだ。これらは、発達障害、うつ病、認知症などに共通する神経症状である。つまり一言でいえば、精神状態が不安定なのだ。

また、牛乳はアテローム血栓症で心筋梗塞や脳梗塞をひき起こす。過剰な乳脂肪は「脂汚れ」（アテローム）となって血管に沈着し、血流を妨げる。

脳の血流不全になれば、脳細胞は酸素と栄養不足になって、壊死していく。脳細胞が死んでいく……。これでは、認知症にならないほうが、おかしい。

脳梗塞も、自覚症状がないものが多い。いわゆる〝かくれ脳梗塞〟。脳血管がこうしてアテロームでつまっていき、脳細胞がしだいに死滅していく。

このメカニズムからも、これら脳の血流不全の原因も、もとをたどればアテロームのもととなる牛乳や肉食だ。

健康とは心身が安定した状態をいう。

政府は、お年寄りに「骨折を防ぐ」と悪質なウソをついて牛乳をゴクゴク飲ませている。

老人ホームでも給食にはかならず牛乳がある。病院給食もそうだ。

しかし本書でおわかりいただけたように、牛乳を飲むほど骨折は増える。それは世界各国の研究であきらかになっている。

それでも政府は平然とウソをついて、老人に牛乳を強制しているのだ。

つまりは、骨折して寝たきりにして、介護利権でかせぎたいということだろう。

図76 日本における認知症の将来推計

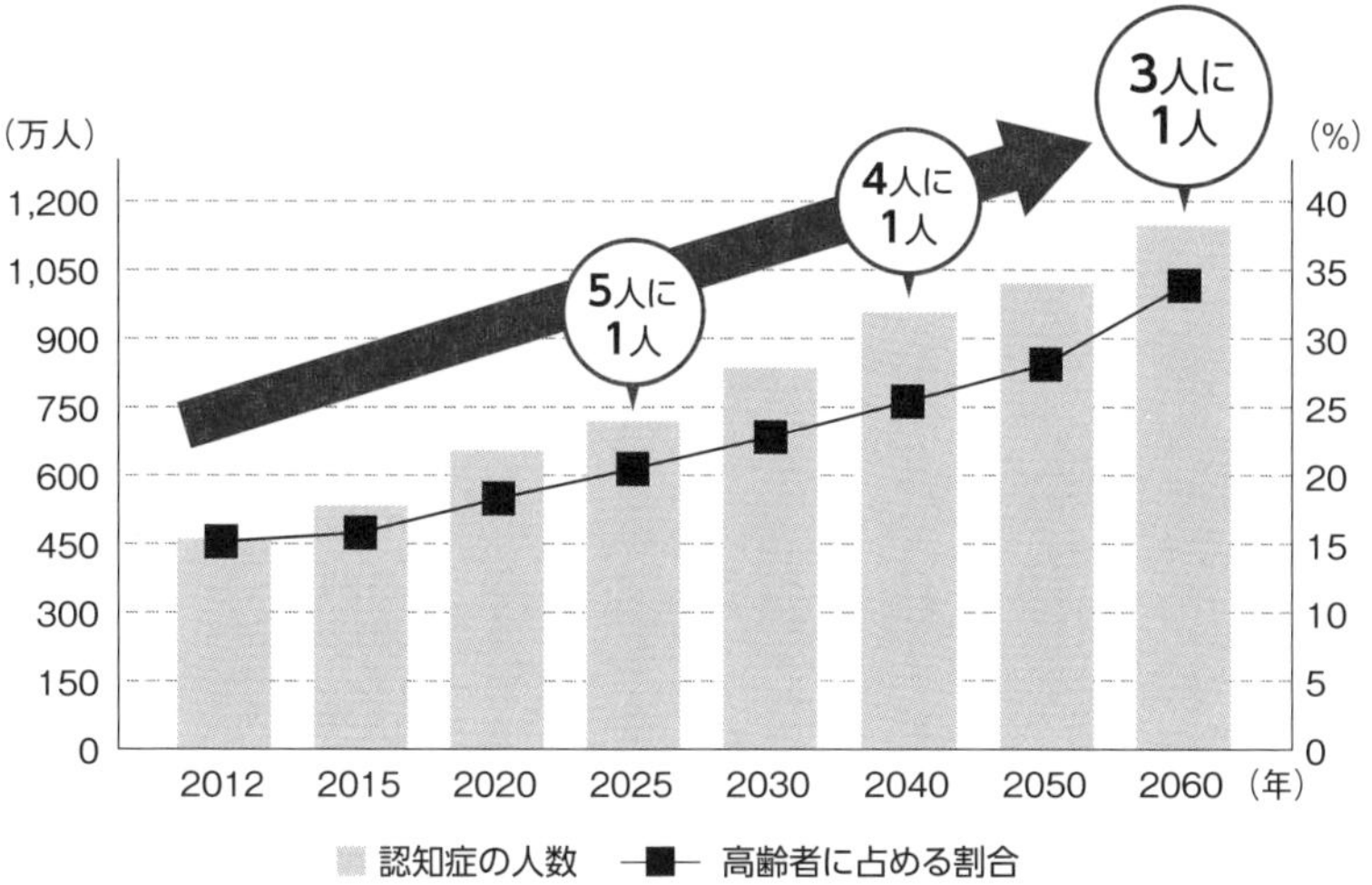

出典：平成26年度厚生労働科学研究費補助金特別研究事業 九州大学 二宮教授）による速報値より

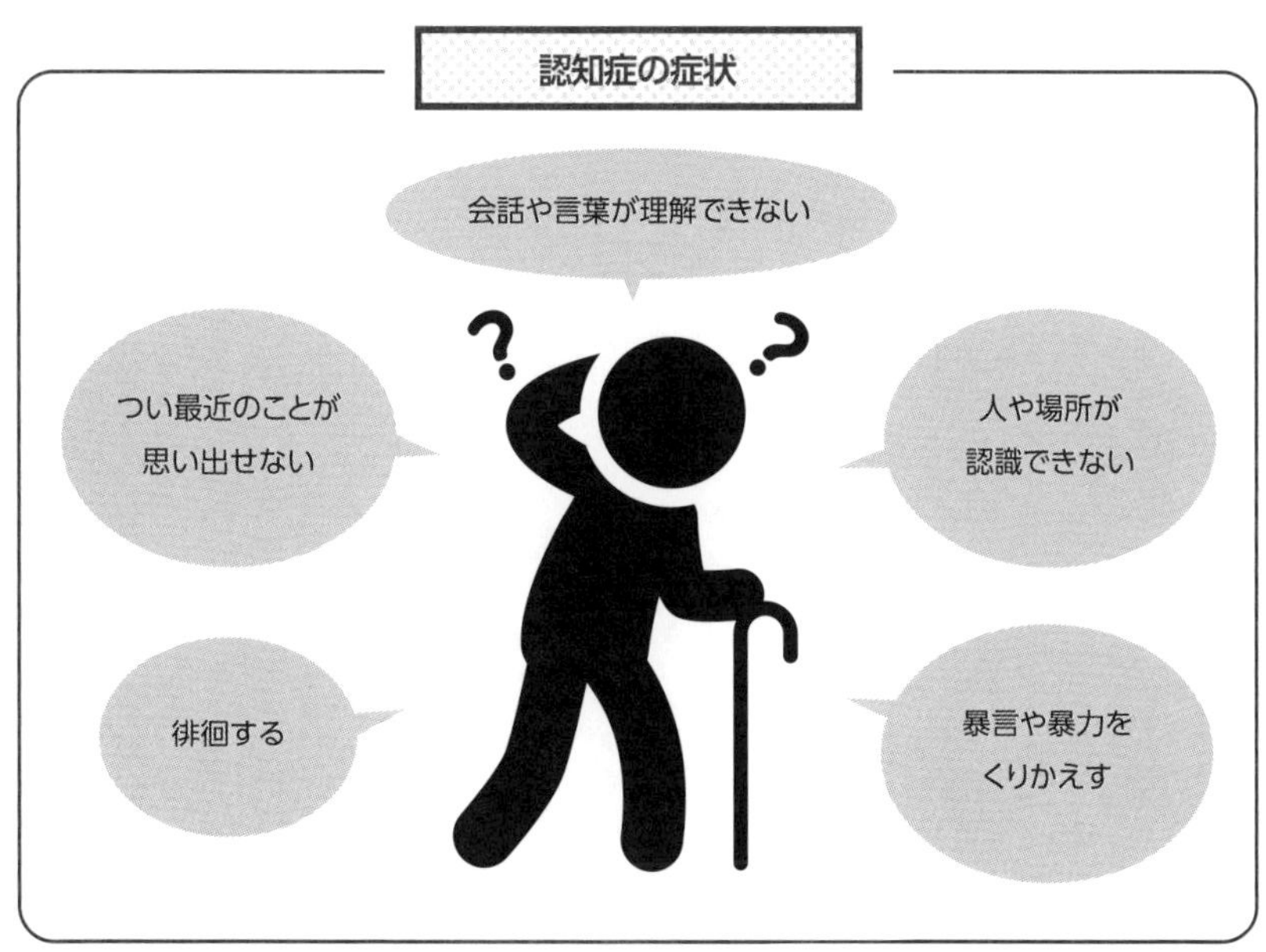

34 肥満症
――とまらない！　過食も肥満も〝心の病〟

牛乳は脂肪のカタマリである。おまけに成長ホルモンもたっぷり。ゴクゴク飲めば、太るのはあたりまえだ（図77）。

牛の赤ちゃんは、母牛の乳を飲んで急速に育つ。それは、早くひとり立ちしないと肉食獣におそわれるからだ。その野生の摂理が高栄養の牛乳を生み出している。

だから牛乳は子牛にとっては、理想の飲み物。

しかし、人間の赤ちゃんは出生時の体重の3倍になるまで1年もかけてゆっくり育つ。

そんな人間が、成長したあとまで脂肪たっぷりの牛乳を飲めば、異常に太るのはあたりまえである。

人間は過剰なカロリー分は、ほとんどすべてを脂肪細胞にたくわえる。脂肪細胞は、それこそ際限なく脂肪をたくわえる。

よくテレビの仰天バラエティ番組などで、体重300kgなんて信じられない肥満体の人が登場するが、脂肪細胞は、あそこまでたくわえられるのだ。

それだけではない。内臓にも脂肪細胞が存在する。

これが内臓脂肪である。それは、たまるほど臓器を弱らせ、寿命を短くする。脂肪肝などはその典型だ。

世界中で、肥満が社会問題になっている。

「食べなきゃ、やせるのに」。

だれでもそう思う。肥満者もとっくに知っている。しかし、どうにも口がとまらない。

「肥満症は心の病」なのだ。

太っていても、チャーミングで魅力的な人もいる。人それぞれの個性といいたいところだが、「肥満するほど早死にする」という警告がある。

肥満の人は、ふつうの人より死亡率が2～3倍も高い。

脂肪率は、死亡率だったのだ！

つまり、早死にする。

高齢者になるほど、肥満の人をみかけなくなる。

70歳以上では肥満体の人は、ほとんどいない。

みんな、ダイエットにはげんでいるかと思えば、そうではない。

その前に、あっちに行ってしまった……。

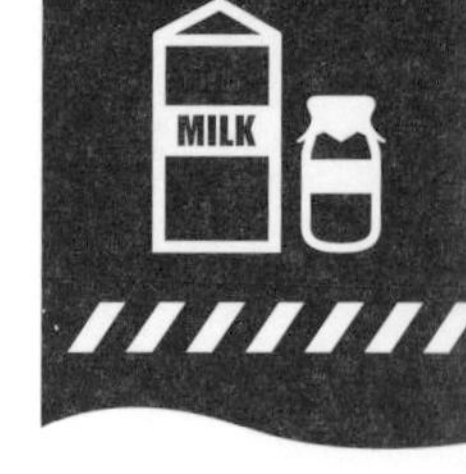

太らない食べ物に今すぐシフト

図77 まずは菜食から

牛乳
MILK
脂肪たっぷり
成長ホルモンたっぷり
太るのは当たり前

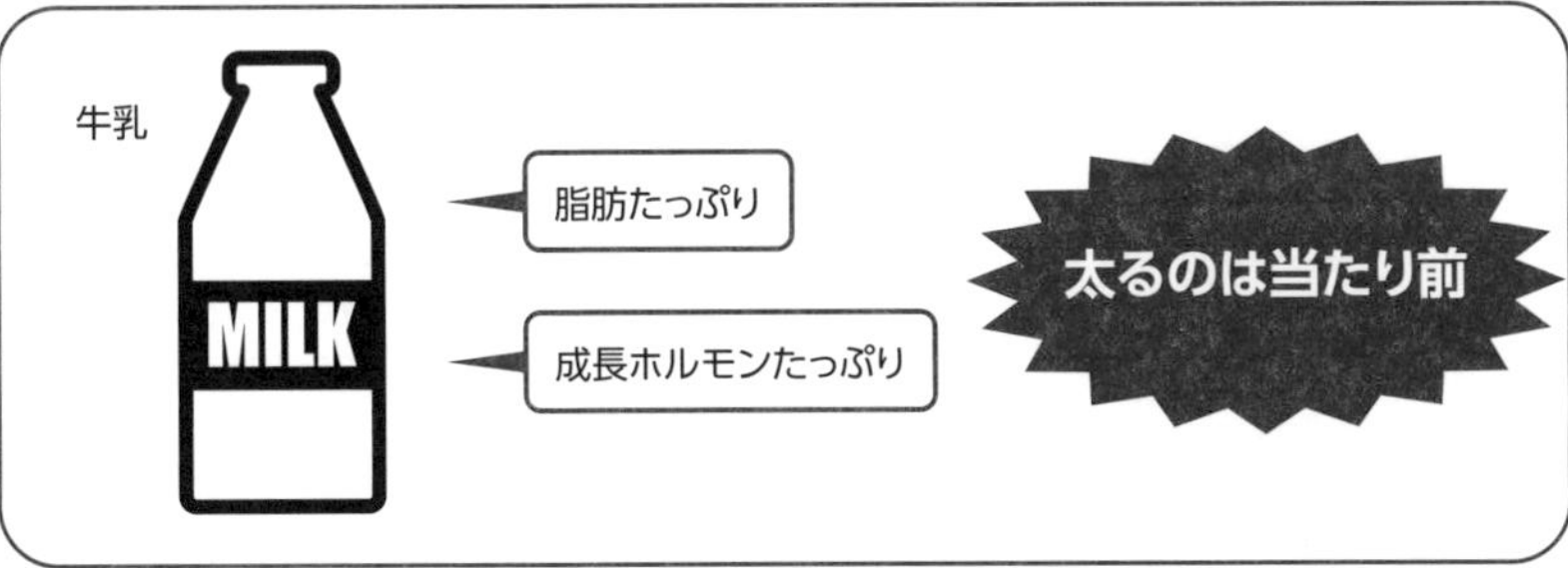

太らない食べ物にシフトする!

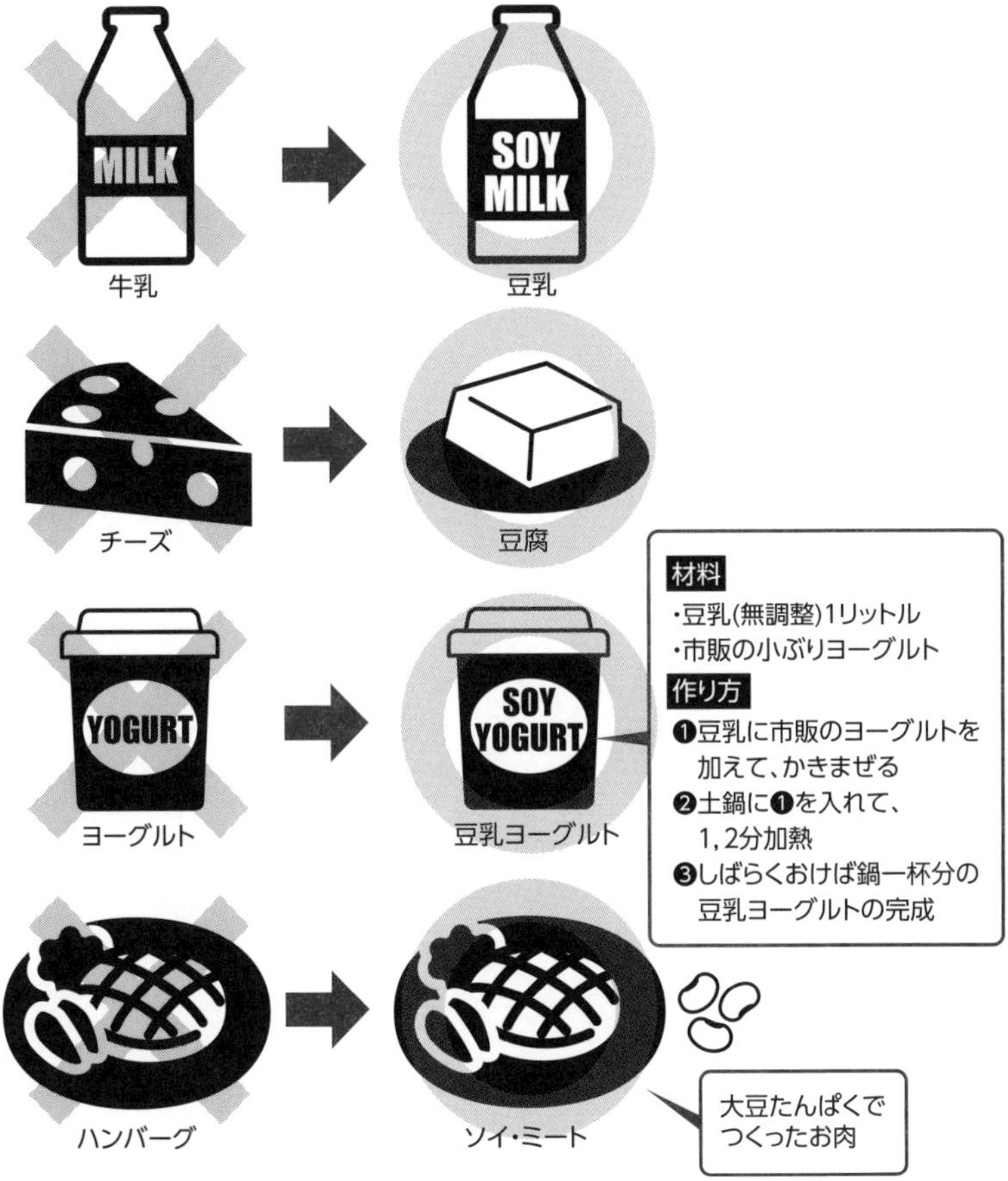

MILK
牛乳
SOY MILK
豆乳
チーズ
豆腐
YOGURT
ヨーグルト
SOY YOGURT
豆乳ヨーグルト
材料
・豆乳(無調整)1リットル
・市販の小ぶりヨーグルト
作り方
❶豆乳に市販のヨーグルトを加えて、かきまぜる
❷土鍋に❶を入れて、1, 2分加熱
❸しばらくおけば鍋一杯分の豆乳ヨーグルトの完成
ハンバーグ
ソイ・ミート
大豆たんぱくでつくったお肉

35 慢性疲労症候群
——文明の病。少食、菜食にかえなさい

「慢性疲労症候群」も現代の病である。

いつも疲れている。どうしても疲れがぬけない。やる気がおきない。

これがこうじると、うつ病になる。

だから慢性疲労症候群は、うつの前駆症状ともいえるだろう。

すると知人、友人がはげます。

「元気を出すには、モリモリ食べなきゃ」

「肉を食ってスタミナつけろよ」

「牛乳ちゃんと飲んでるか」

これが、すべて、まちがいのもと。

113ページ図72の「高カルシウム血症」の症状一覧の「筋肉系」を見ていただきたい。「運動失調」「筋肉のけいれん」「肉離れ」などは、筋肉疲労のあらわれだ。

「内分泌系」内の「糖尿病」「低血糖症」も、疲労感をさそう。

「高カルシウム血症」全体の症状が、すべて〝疲労症状〟なのだ。


つまり、**血液、体液のカルシウム過剰は全身の疲労をひき起こす**ということだ。

くわえて、動物性食品の牛乳を消化するときに、牛乳は〝酸毒〟を発生させ、体液を酸性にかたむける。この「酸性体質」をひとことでいえば〝疲れやすい〟。

牛乳以外の肉食でも、同様の症状にみまわれる。

体液が酸性にかたよると、交感神経が緊張する。

すると〝怒りのホルモン〟アドレナリンが分泌され、イライラ、ムカムカして怒りっぽくなる。

それが、さらに、神経と身体を疲れさせるのだ。

疲労感は、万病に共通する感覚だ。ガン、糖尿病、心臓病、うつ病など、これらに共通する原因は食べまちがいだといえる。具体的にいえば「五高食」だ。

「五高食」を「五低食」にするといいだろう。

くわえて**①菜食、②少食、③長息、④筋トレ、⑤笑うこともおすすめだ**（図78）。

これらを日々行えば、現代文明の病、疲労症候群もウソのように消えていくことを約束する。

図78 五高食を五低食にかえて、現代病を対処！

五高食

❶高カロリー
❷高たんぱく
❸高脂肪
❹高砂糖
❺高精白

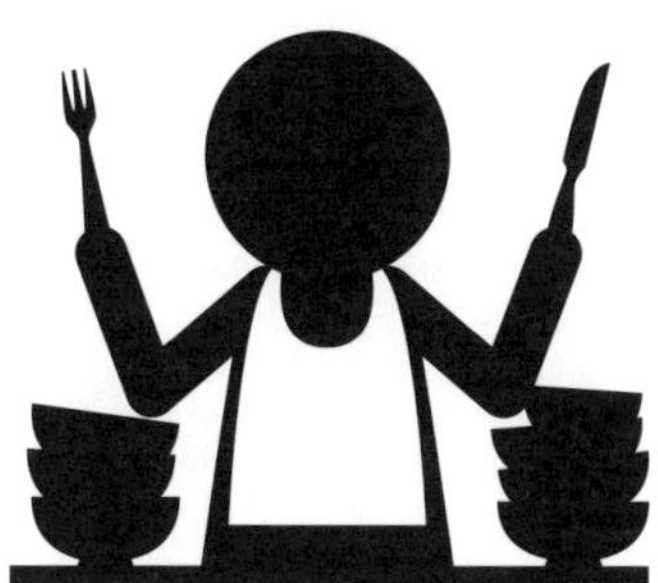

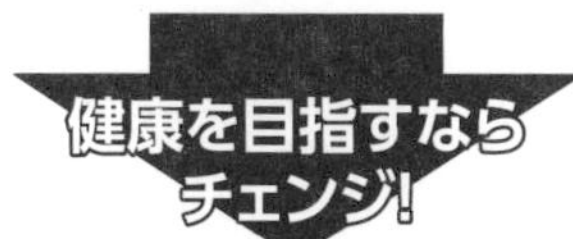

五低食

❶低カロリー
❷低たんぱく
❸低脂肪
❹低砂糖
❺低精白

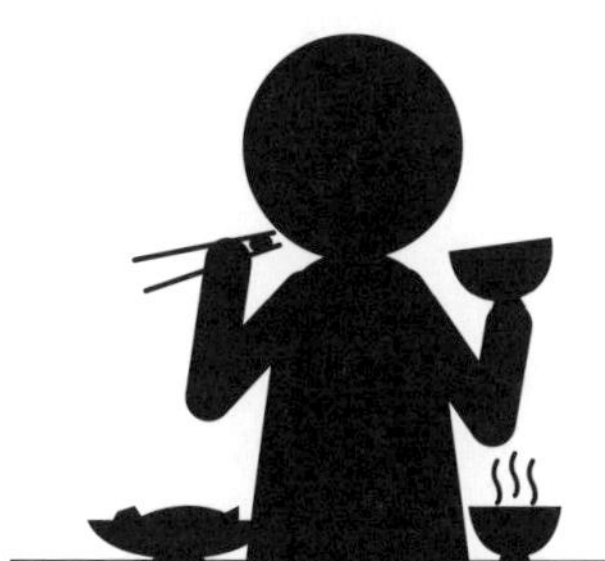

つまり **和食**

5つのセルフ・ヒーリング

菜食　少食　長息　筋トレ　笑う

「食べまちがい」は「生きまちがい」

最後まで、お読みいただいたあなたに感謝いたします。ご感想は、いかがでしょう?

ここに書かれた内容は、あなたにとって「初めて聞いた!」「初めて知った!」……そんな、情報ばかりのはずです。

これまであなたにとって〝牛乳が有害〟など、思いもよらなかったはずです。もういちど、あなたをとりまく〝情報〟を見わたしてください。その〝情報〟は、どこからあなたの耳や目にはいってきますか?

そう、テレビや新聞や雑誌などです。

そして学校教育です。裏側にはスポンサーなるものが存在することを本文で指摘しました。スポンサーとは小さいものは森永、明治、雪印などの乳業メーカーです。巨大なものはロックフェラー、ロスチャイルド財閥など。腰を抜かすほど超大な地球規模の〝闇の支配者〟です。

メディアも教育も、背後の巨大な〝闇の勢力〟に支配されています。〝かれら〟は不都合な真実は、徹底して隠蔽し、都合の良いウソは、堂々と流します。

あなたの身のまわりは、そんな操作された〝情報〟であふれています。それによって〝常識〟がつくられるのです。それを別の言葉でいえば〝洗脳〟です。だから、あなたの頭のなかの〝常識〟をリセットしてください。

この本が、そのきっかけになることを祈っています。

――人間は自然な生きかたをすれば、120歳まで生きることができる――

古代ギリシャの医聖ヒポクラテスの教えです。

「自然な生きかたをする」……ということは「不自然な食べかたをしない」ということです。

牛乳やチーズなどは、まさに〝不自然な食べ物〟そのものでした。それは、本書で35項目もの有害性に「証拠」を添えて解説しています。

「食べまちがい」は「生きまちがい」です。

かけがえのないあなたの命、家族や友人、愛する人の命を大切にしてください。

主な参考文献

●『Dr. Spock's Baby and Child Care』(BENJAMIN SPOCK. M. D. AND MICHAEL B. ROTHENBERG、M. D、『スポック博士の育児書』(ベンジャミン・スポック著　暮しの手帖社)
●『チャイナ・スタディー』(コリン・キャンベル他著　松田麻美子訳　グスコー出版)
●『葬られた「第二のマクガバン報告」(上)「動物タンパク神話」の崩壊とチャイナ・プロジェクト』(コリン・キャンベル他著　松田麻美子訳　グスコー出版)
●『葬られた「第二のマクガバン報告」(中) あらゆる生活習慣を改善する「人間と食の原則」』(コリン・キャンベル他著　松田麻美子訳　グスコー出版)
●『葬られた「第二のマクガバン報告」(下) 政界・医学界・食品医薬品業界が犯した「情報黙殺」の大罪』(コリン・キャンベル他著　松田麻美子訳　グスコー出版)
●『いまの食生活では早死にする』(今村光一監訳　リュウブックス)
●『MAD COW U. S. A.』(SHELDON RAMPTON他著)
●『MILK The Deadly Poison』(Robert Cohen著)
●『新　善玉カルシウム、悪玉カルシウム』(川村昇山著　谷内敏雄監修　コスモトゥーワン)
●『こうして医者は嘘をつく』(ロバート・メンデルソン著　弓場隆訳　三五館)
●『アメリカ食は早死にする』(船瀬俊介著　花伝社)
●『生まれてからでは遅すぎる――自然食の育児学』(森下敬一著　文理書院)
●『子どもの脳は5歳までに準備しなさい』(ジル・スタム著　日向やよい訳　三五館)
●『赤ちゃんができない原因は“いい栄養”にあった』(泉谷希光著　ゴマブックス)
●『STAP細胞の正体』(船瀬俊介著　花伝社)
●『発達障害を克服するデトックス栄養療法』(大森隆史著　阿部出版)
●『病気知らずの子育て――忘れられた育児の原点』(西原克成著　冨山房インターナショナル)
●『牛乳は子どもによくない』(佐藤章夫著　PHP新書)
●『乳がんと牛乳』(ジェイン・プラント著　佐藤章夫訳　径書房)
●『トランス脂肪酸から子どもを守る』(山田豊文著　共栄書房)
●『警告！カルシウム不足』(川村昇山著　谷内敏雄監修　駿台曜曜社)
●『人のために祈ると超健康になる！』(高橋徳著　マキノ出版)
●『大腸をきれいにすれば、病気にならない』(ノーマン・ウォーカー著　船瀬俊介監修　徳間書店)
●『人は愛することで健康になれる』(高橋徳著　知道出版)
●『クスリをいっさい使わないで病気を治す本』(森下敬一著　三笠書房)
●『腸内細菌の話』(光岡知足著　岩波新書)
●『老けない体をつくる新習慣』(山田豊文監修　宝島社)
●『「老けない体」は骨で決まる』(山田豊文著　青春出版社)
●『断食で子どもができた！』(正木ひろ子著　共栄書房)
●『大豆の凄い薬効』(帯津良一著　宙出版)
●『いきいき呼吸、活き活き人生』(真弓定夫監修　美健ガイド社)
●『白砂糖は魔薬!?』(真弓定夫監修　美健ガイド社)
●『牛乳はモー毒？』(真弓定夫監修　美健ガイド社)
●『牛乳はも～いらない!!』(漫画、桜多吾作　真弓定夫監修　美健ガイド社)
●『妊娠前して欲しいこと、して欲しくないこと』(真弓定夫監修　美健ガイド社)
●『妊娠中して欲しいこと、して欲しくないこと』(真弓定夫監修　美健ガイド社)
●『出産後して欲しいこと、して欲しくないこと』(真弓定夫監修　美健ガイド社)
●『離乳時して欲しいこと、して欲しくないこと』(真弓定夫監修　美健ガイド社)
●『出口のない毒、経皮毒』(真弓定夫監修　美健ガイド社)
●『出口のない毒、経皮毒：シャンプー・リンス編』(真弓定夫監修　美健ガイド社)
●『子どもは病気を食べている：第3話　命を繋ぐ食べ物』(真弓定夫監修　美健ガイド社)
●『口は天国、からだは地獄：ハンバーガー編』(真弓定夫監修　美健ガイド社)
●『口は天国、からだは地獄：アイスクリーム編』(真弓定夫監修　美健ガイド社)
●『肉好きは8倍心臓マヒで死ぬ』(船瀬俊介著　共栄書房)
●『医療殺戮』(ユースタス・マリンズ著　天童竺丸監訳)
●『ステロイド依存』(深谷元継著　柘植書房新社)
●『愛と和食がすべてを癒す』(井上明著　本の泉社)
●『心音セラピー』(三角大慈著　KKロングセラーズ)
●『豆農家の大革命――アメリカ有機農業の奇跡』(リズ・カーライル著　三木直子訳　築地書館)
●『新版　ぼくが肉を食べないわけ』(ピーター・コックス著　浦和かおる訳　築地書館)
●『健康寿命120歳説』(船瀬俊介著　三五館)
●『いのちのごはん』(御食事ゆにわ店長ちこ著　青春出版社)
●『ロックフェラーに学ぶ悪の不老長寿』(船瀬俊介著　ビジネス社)
●『ヨガの気持ちで自然流育児』(北山佐和子著　農文協)
●『妊活・ファミリー、沖ヨガ』(北山佐和子著)
●『自然育児法』(松村龍雄他著　主婦の友社)
●『なぜ、マーガリンは体に悪いのか？』(山田豊文著　廣済堂出版)
●『食卓の向こう側2』(西日本新聞ブックレット『食　くらし取材班』)

●著者略歴
船瀬俊介（ふなせ・しゅんすけ）
地球文明批評家。1950年、福岡県生まれ。九州大学理学部を経て、早稲田大学文学部社会学科卒業。日本消費者連盟スタッフとして活動の後、1985年独立。以来、消費・環境問題を中心に執筆、評論、講演活動を行う。主なテーマは「医・食・住」から文明批評にまで及ぶ。有為の同志を募り月一度、「船瀬塾」主宰。未来創世の端緒として、「新医学宣言」を提唱、多くの人々の参加を呼びかけている。
主な著作に『増補改訂版 ロックフェラーに学ぶ悪の不老長寿』『牛乳のワナ』『リニア亡国論』『新装版 3日食べなきゃ、7割治る！』（以上、ビジネス社）、『未来を救う「波動医学」』『買うな！ 使うな！ 身近に潜むアブナイものPART1』『同PART2』『医療大崩壊』（以上、共栄書房）、『抗ガン剤で殺される』『病院に行かずに「治す」ガン療法』『原発マフィア』（以上、花伝社）、『クスリは飲んではいけない!?』『ガン検診は受けてはいけない!?』（以上、徳間書店）、『「五大検診」は病人狩りビジネス』（ヒカルランド）、『できる男は超少食』（主婦の友社）、『新医学宣言――いのちのガイドブック』（キラジェンヌ）、『THE GREEN TECHNOLOGY』（彩流社）などベストセラー多数。
船瀬俊介 公式HP　http://funase.net/
無料メルマガ『ホットジャーナル』発信中！
http://www.pdfworld.co.jp/5963/mm_form.html

完全図解版 牛乳のワナ

2021年10月1日　　第1刷発行

著　者　船瀬　俊介
発行者　唐津　隆
発行所　株式会社ビジネス社
〒162-0805 東京都新宿区矢来町114番地
神楽坂高橋ビル5階
電話 03(5227)1602　FAX 03(5227)1603
http://www.business-sha.co.jp

カバー印刷・本文印刷・製本／半七写真印刷工業株式会社
〈カバーデザイン〉中村聡　〈本文デザイン〉茂呂田剛（エムアンドケイ）
〈イラスト〉森海里　〈編集担当〉船井かおり　〈営業担当〉山口健志

ISBN978-4-8284-2329-6